Dile adiós
a las gafas

DR. PHILIPPE BORNET

Dile adiós
a las gafas

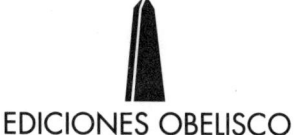

EDICIONES OBELISCO

Si este libro le ha interesado y desea que le mantengamos informado
de nuestras publicaciones, escríbanos indicándonos qué temas son de su interés
(Astrología, Autoayuda, Ciencias Ocultas, Artes Marciales, Naturismo, Espiritualidad,
Tradición…) y gustosamente le complaceremos.

Puede consultar nuestro catálogo en www.edicionesobelisco.com

Colección Salud y vida natural
DILE ADIÓS A LAS GAFAS
Philippe Bornet

1.ª edición: febrero de 2026

Título original: *Pour en finir avec les lunettes*

Traducción: *Juli Peradejordi*
Maquetación: *Marga Benavides*
Corrección: *Ediciones Obelisco*
Diseño de cubierta: *Enrique Iborra*

© 2008, Éditions du Rocher
(Reservados todos los derechos)
© 2026, Ediciones Obelisco, S. L.
(Reservados los derechos para la presente edición)

Edita: Ediciones Obelisco, S. L.
Collita, 23-25 Pol. Ind. Molí de la Bastida
08191 Rubí - Barcelona - España
Tel. 93 309 85 25
E-mail: info@edicionesobelisco.com

ISBN: 978-84-1172-377-0
DL B 2059-2026

Impreso en España en los talleres gráficos de Romanyà/Valls, S. A.
Verdaguer, 1 - 08786 Capellades (Barcelona)

Printed in Spain

*A Anne-Lise, Charles-Louis,
Pierre-Antoine y Alexandre.*

Prefacio

La cirugía refractiva se ha convertido, en el 2007, en un verdadero fenómeno social. Un millón de personas se someten a cirugía de miopía, hipermetropía y astigmatismo cada año en Estados Unidos, y cerca de cien mil en Francia.[1] ¿Quién no tiene en su entorno o entre sus conocidos, alguien que se haya operado para no tener que llevar gafas?

En veinte años, esta cirugía ha adquirido mucho prestigio. Ha pasado de ser una cirugía artesanal y mecánica a ser una cirugía láser e informatizada. La córnea, esa ventana transparente, puede recortarse y modificarse para, en pocos minutos, liberar a muchos de nuestros conciudadanos de sus anomalías ópticas.

El libro del doctor Philippe Bornet describe con humor, a través de la experiencia de su protagonista, el señor Floudeloin, el recorrido y las dudas del futuro

---

1. Se calcula que en España se practicaron cerca de 600 000 intervenciones oculares en el año 2023 (dato ministerial, vía CBBD). *(N. de T.)*

paciente. La información técnica sobre las anomalías ópticas y los medios para corregirlas son accesibles sin conocimientos específicos.

LASIK, PRK y otras siglas se explican aquí de manera clara y accesible. No se pasan por alto los últimos avances tecnológicos en tratamientos oftalmológicos, incluyendo el creciente interés por los láseres ultrarrápidos. Un vademécum digno del «doctor Danlecoup» que hará sonreír al lector, le entretendrá y, al mismo tiempo, desmitificará la famosa cirugía refractiva para decir por fin adiós a las gafas.

Profesor Jean-Marc Legeais
Servicio de Oftalmología,
Hôtel-Dieu de París

I

La historia de la que (quizás) tú mismo seas protagonista

El señor Floudeloin,[2] de treinta y tres años, es jefe de proyectos en una empresa informática. Cuando regresa del trabajo, después de pasar ocho o diez horas delante de la pantalla, se sube a su moto, se pone el casco procurando no descolocarse las gafas y regresa de un tirón desde La Défense hasta Essonne, donde tiene su chalet.

El mes pasado, a última hora de la noche, se encontró en la televisión con un reportaje sobre las intervenciones de la miopía. El señor Floudeloin no es muy aficionado a las noticias médicas. Esta vez, sin embargo, se quedó pegado al sillón. La intervención se llamaba «Lasik». En la pantalla de su televisor apareció un

---

2. Literalmente «que ve borroso de lejos», refiriéndose a los miopes. *(N. de T.)*

primer plano en el que se cruzaban unos retículos y emanaba una misteriosa luz azul. La córnea permanecía cristalina, transparente, no se veía una sola gota de sangre. Los pacientes entrevistados contaban que habían notado resultados casi inmediatos. Sin embargo, dado que la opinión pública se mostraba cada vez más escéptica con respecto a los medios de comunicación, el señor Floudeloin se dejó llevar por otras ocupaciones y, pronto, dejó de pensar en ello.

Sin embargo, el diablo se entrometió y la duda volvió a colarse algo más tarde en la mente del señor Floudeloin. Al llegar a la oficina, vio a Franck junto a la máquina de café. Como muchos hombres, Floudeloin no es muy bueno reconociendo caras. Llevaba tres años en la empresa y todavía no reconocía al conserje del edificio cuando se lo encontraba en la cafetería de enfrente. ¿Se habría cortado el bigote o teñido el pelo? Franck le daba la espalda y hablaba con entusiasmo, como si estuviera dando una rueda de prensa. Sus compañeros de oficina parecían atónitos ante lo que contaba. Floudeloin aguzó el oído: «...Se lo comenté a mi oftalmólogo la última vez que cambié de lentillas. La mutua estaba de acuerdo. Me lancé...».

¡Así que eso era! Franck ya no llevaba sus grandes gafas de pasta en la nariz. Franck ya no era miope. Veía como tú y como yo, todas las letras: «MRPVTX», desde la primera línea del cuadro luminoso que encendía el médico del trabajo. Cierto es que seguía viendo algo borroso, como les pasa a los miopes que llevan lentes, y se le podía ver fijar la vista en un punto por encima de su cabeza.

Hasta entonces, Floudeloin había tenido un conocimiento puramente teórico de la cirugía de la miopía, que había adquirido leyendo artículos de periódico. Era un tipo de divulgación de calidad que su formación matemática le había permitido entender fácilmente. Pero, con el caso de Franck, ahora se había convertido en una experiencia tangible, palpable. Floudeloin se interesó por ello. Marcó el número de su oftalmólogo desde la oficina.

—Hola, ¿consulta del doctor Schnock? Para una cita. ¿En quince días, es posible? ¡Sí! ¡Estupendo!

Dos semanas más tarde, Floudeloin entraba en la consulta con paso vacilante.

—Buenos días, señor Floudeloin –dijo el médico–. ¿Qué tal? ¿Viene para la revisión de las lentillas?

—No, doctor, es para saber si me pueden operar.

El doctor Schnock levantó la vista de la ficha que tenía delante y se ajustó las gafas, que llevaba con dignidad, como un homenaje a su profesión.

—De verdad, señor Floudeloin, ¿se ha dejado impresionar por todas esas campañas publicitarias? Dentro de diez años, tendrá presbicia, como yo. ¿Por qué no conserva su miopía, que le permitirá leer sin gafas toda su vida?

Floudeloin no respondió. Si al doctor Schnock le gustaban sus gafas, podía quedárselas, como su bata blanca y su escritorio de estilo Luis Felipe.

—Tengo un amigo que se ha operado –murmuró, un poco confundido.

—En medicina, cada caso es particular, ya sabe… Y, además, usted tiene astigmatismo derivado de su miopía. Sólo contamos con diez años de experiencia. ¿Qué sucede después? Nadie lo sabe.

El doctor Schnock lo sentó en la silla habitual y, como un prestidigitador, le puso los diferentes instrumentos de su mesa giratoria enfrente. Floudeloin quedó debidamente deslumbrado. Le picaban terriblemente los ojos cuando Schnock le ofreció un pañuelo de papel para consolarlo por las lágrimas que aún le brotaban. El médico le abrumaba con palabras: tensión ocular, agudeza visual corregida, queratometría, epitelio… La receta médica ya salía de la impresora, sin que Floudeloin hubiera obtenido la menor respuesta a sus preguntas.

—Usted tolera perfectamente sus lentes. Enhorabuena. Se ve que es usted alguien serio y metódico. Próxima revisión: dentro de un año.

Floudeloin salió un poco molesto. Hubiera apostado a que su oftalmólogo no practicaba él mismo este tipo de cirugía.

«Bueno», se decía para consolarse, «el doctor Schnock sabe lo que hace. Cada uno tiene su trabajo. La hierba siempre parece más verde al otro lado de la valla. Estoy muy bien con mis lentes de contacto. ¿Por qué cambiar por cambiar?».

Probablemente las cosas habrían seguido así si una bonita mañana Floudeloin no se hubiera despertado con un ojo inyectado en sangre. Intentó ponerse la lentilla, pero, al primer contacto, sintió un dolor tan agudo que inmediatamente la guardó con cuidado en su estuche. Normalmente, después de un breve período de abstinencia de lentillas, todo volvía a la normalidad. Esta vez, no fue así. Entre colirios y geles viscosos, pasó un mes antes de que desapareciera la infernal sensación de tener arena en los ojos. Floudeloin se juró abandonar definitivamente las lentillas y volvió a ponerse sus viejas gafas con despecho, pero también con alivio. Su decisión estaba tomada. Fue a ver a Franck.

—Franck, parece que te has operado de miopía. ¿Podrías darme la dirección de tu oftalmólogo?

Franck se la dio, pero no sin antes someterlo al discurso del recién convertido, transformado de inmediato en un evangelizador de la técnica. Según él, sólo los imbéciles que vivían en otra época dudaban en recurrir a esta sofisticada técnica. Él, Franck, había cruzado las puertas del progreso sin dudarlo un segundo y había ingresado al instante en una vida mejor, llena de nitidez y transparencia, donde la visión es un lujo permanente y un disfrute constante.

—Sólo tiene un punto negativo –concluyó burlonamente Franck–. A veces, por la mañana, mi mano aún busca a tientas en la mesita de noche mis gafas. Sigo todavía sin creérmelo del todo, como los presos que todavía notan el peso de la cadena que les han quitado.

Es cierto que Franck era un charlatán, que estaba acostumbrado a dar soliloquios a las secretarias y a tomar posición en las reuniones sindicales. De hecho, eso era lo que molestaba a Floudeloin: esa manía suya de hacerse pasar por héroe. Sin embargo, este testimonio entusiasta le conmovió. Y así, una mañana de abril, se encontró sentado, con el corazón lleno de esperanza, en la sala de espera del doctor Danlecoup.[3]

Éste tenía una consulta tranquila y llena de luz en un barrio ajardinado de París. Su sala de espera estaba decorada con un acuario, sillones de teca y fotografías artísticas. Sin embargo, si no hubiera sido por la guapa secretaria que custodiaba la puerta y que sonrió al ver su inquietud, quizá se habría marchado al instante.

«¿Qué hago aquí?», pensaba. «Con la de cirujanos plásticos incompetentes que hay por el mundo, voy yo y me arrojo de lleno a la boca del lobo… Y encima me va a costar una fortuna. Este médico debe de ser de los que conducen un Porsche y acuden a congresos internacionales. Sólo pagar sus honorarios me va a costar el sueldo de un mes…».

—Señor Floudeloin –llamó la asistente–, pase por favor.

Demasiado tarde. Floudeloin nunca hubiera imaginado que pudiera haber tantos instrumentos diferentes de oftalmología: algunos parpadeando de forma enigmática, otros con luz fija, como el faro de una costa exótica, pero siempre debidamente informatizados. Floudeloin quedó impresionado por esta abundancia

---

3. Literalmente «estar al día». *(N. de T.)*

técnica y por la sobria belleza de la pantalla plana. Como mucha gente, siendo informático él mismo, creía que la calidad de un médico se mide por el modernismo de sus instalaciones y la sofisticación de su equipo. Cuando la asistente terminó, le entregó su expediente, cubierto de una increíble cantidad de cifras, y lo condujo delicadamente hacia la sala.

—Buenos días, señor Floudeloin –dijo el doctor Danlecoup con una amplia sonrisa–. Siéntese, por favor. Dígame, ¿qué le trae por aquí?

Floudeloin agradeció esta introducción. El doctor Danlecoup parecía dispuesto a escuchar su historia. Le contó todo, no sin cierto desorden, volviendo a menudo atrás y enredándose un poco en sus antecedentes familiares. Pero insistía en contar la historia de su abuelo, que había muerto ciego a causa de un glaucoma.

Danlecoup le escuchó atentamente, sin interrumpirle.

—En resumen, odia sus gafas y ya no soporta sus lentes de contacto. Está interesado en una posible cirugía y se hace muchas preguntas antes de tomar una decisión.

—Exactamente.

—Veamos primero si es posible.

El oftalmólogo mide sus gafas con un pequeño aparato que tiene sobre la mesa.

—Se trata de una miopía media de sólo cuatro dioptrías, con astigmatismo asociado. Tiene treinta y tres años, ¿verdad? Es operable, de eso no hay duda.

Floudeloin se sorprendió.

—¿Miopía media, doctor, está seguro? Por lo que recuerdo, nunca he podido leer la primera línea de la tabla. Ni siquiera veo un diez por ciento en cada ojo.

—Por supuesto, es normal. Por cada dioptría de miopía, se pierde aproximadamente un cuarenta por ciento de visión. Eso no significa que su caso sea complicado o grave. Venga, acompáñeme…

Lo hizo sentarse. Dos minutos bastaron para recuperar su prescripción visual. Era similar a la de una antigua receta de hace cuatro años.

—Su vista se ha estabilizado –dijo el doctor Danlecoup–. El resultado, *a priori* excelente, se mantendrá estable con el tiempo.

—¿Ya no tendré que llevar gafas ni lentillas?

—Por supuesto que no.

—Y si la operación no diera un resultado completo, ¿podría llevar gafas?

—No necesitará gafas –aseguró Danlecoup, rotundo.

—Pero, si al final de la operación con láser, todavía tuviera… digamos, una dioptría de miopía, ¿podría llevar gafas?

—Por supuesto, pero si fuera así, le volvería a operar gratuitamente. A veces ocurre. En su caso, sería sorprendente.

—¿Por qué?

—Cuatro dioptrías no es nada. Con este procedimiento se pueden operar miopías hasta tres veces más fuertes.

Se decidió que Floudeloin sería operado el viernes siguiente. Y llegó el gran día. La ansiosa espera le recordó el día en que obtuvo su diploma de licenciatura. Un sorbo de café le deshizo el nudo que tenía en la garganta. No pudo tragar nada más que un zumo de fruta. A las nueve en punto, llamó a la puerta de la clínica. La sala de espera le pareció helada. La enfermera vino a buscarle para que se pusiera una bata estéril de papel. Le invitaron a tumbarse en la mesa de operaciones. El cirujano ya estaba allí, sentado en su taburete quirúrgico; le dio los buenos días con palabras que no oyó. Los instrumentos de joyero brillaban bajo la luz artificial de la lámpara quirúrgica. Sobre su cabeza, una luz roja parpadeaba. Floudeloin se sentía como un cosmonauta en el momento de la cuenta atrás. Le pusieron un líquido violeta y viscoso en los ojos. Gotas que pican. Luego, un instrumento metálico, duro e inhumano, fue colocado suavemente para separar sus párpados.

El doctor Danlecoup hablaba sin parar, comentando cada uno de sus gestos con palabras sencillas. Su voz grave le hacía sentir bien, como a un niño al que se le duerme. Floudeloin se esforzaba por respirar con calma.

—Fíjese en la luz roja –dijo el médico.

Floudeloin sintió una presión desagradable y luego su visión se volvió borrosa.

—Es normal, no se preocupe –le tranquilizó el médico.

Luego, un instrumento pasó por delante de su ojo. Oscuridad total. Un instante después, oyó el ruido de un bisturí eléctrico muy de cerca.

—El corte ha terminado, todo va bien.

«Por fin», pensó Floudeloin.

La luz volvió y una gota de agua le resbaló por la sien. El láser se puso en marcha con un ruido extraño. Floudeloin vio pasar sombras, que eran en realidad pequeñas esponjas triangulares, y luego le pidieron que volviera a fijar la mirada en la luz.

—Sobre todo, no se mueva. Son veinte segundos.

La luz roja pareció volverse borrosa. Antes de que le diera tiempo de preocuparse, volvió a ver la danza de sombras y sintió que le rociaban el ojo con suero.

—El primer ojo está hecho.

Pasaron dos minutos en los que oía manipular instrumentos cerca de su oído izquierdo. Luego se repitió la misma secuencia. Cuando la luz reapareció tras el ruido de la cuchilla, se sintió repentinamente aliviado. Al final de la intervención, se sentó, un poco aturdido, deslumbrado. Todos los músculos de su cuerpo se relajaron de golpe. Tenía la cabeza sudorosa. La enfermera le limpiaba la cara cubierta de desinfectante.

—Todo ha salido perfectamente. Luego nos vemos –dijo el médico.

Ya había que despejar el quirófano. Floudeoin fue llevado de la mano a una sala de descanso. Se tumbó en un sillón. ¿Cuánto tiempo había pasado?

—No más de treinta minutos –le aseguraron.

Qué sensación tan extraña, Floudeloin veía con claridad, pero como si estuviera en una habitación llena de humo. Oyó los consejos del médico, que le dijo que, sobre todo, no se tocara ni frotara los ojos. Tampoco hacía falta insistir en ello: no se atrevía ni a tocarse la cabeza y parpadeaba como un preso que acaba de salir de la cárcel.

Una vez fuera, respiró hondo. Todo parecía contrastado, colorido, vivo. Se miró en un escaparate: tenía los ojos rojos. El mundo parecía completamente nuevo. Volvió a su casa, dejó las gafas en el suelo y, lleno de rabia, las pisó. Era libre.

CORTES ESQUEMÁTICOS DEL OJO

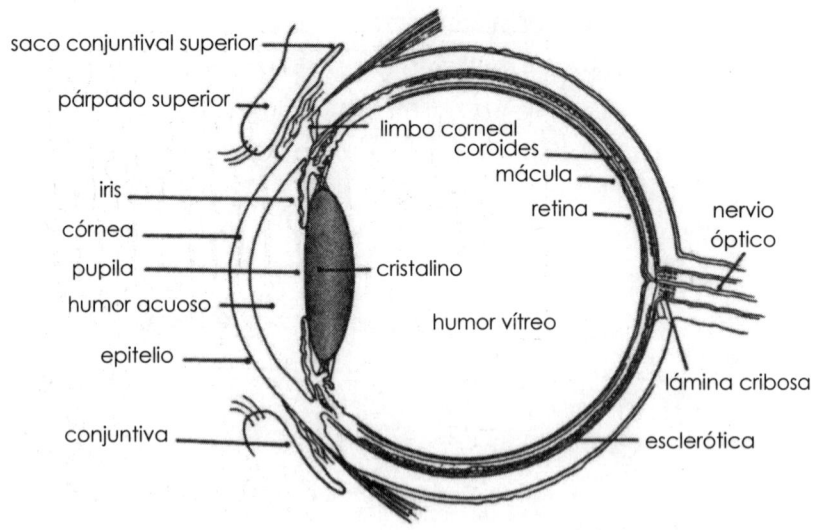

saco conjuntival superior

párpado superior

limbo corneal

coroides

mácula

iris

córnea

retina

nervio óptico

pupila

cristalino

humor acuoso

humor vítreo

epitelio

lámina cribosa

conjuntiva

esclerótica

DIAGRAMA ESQUEMÁTICO DE LAS CONEXIONES DE LA RETINA

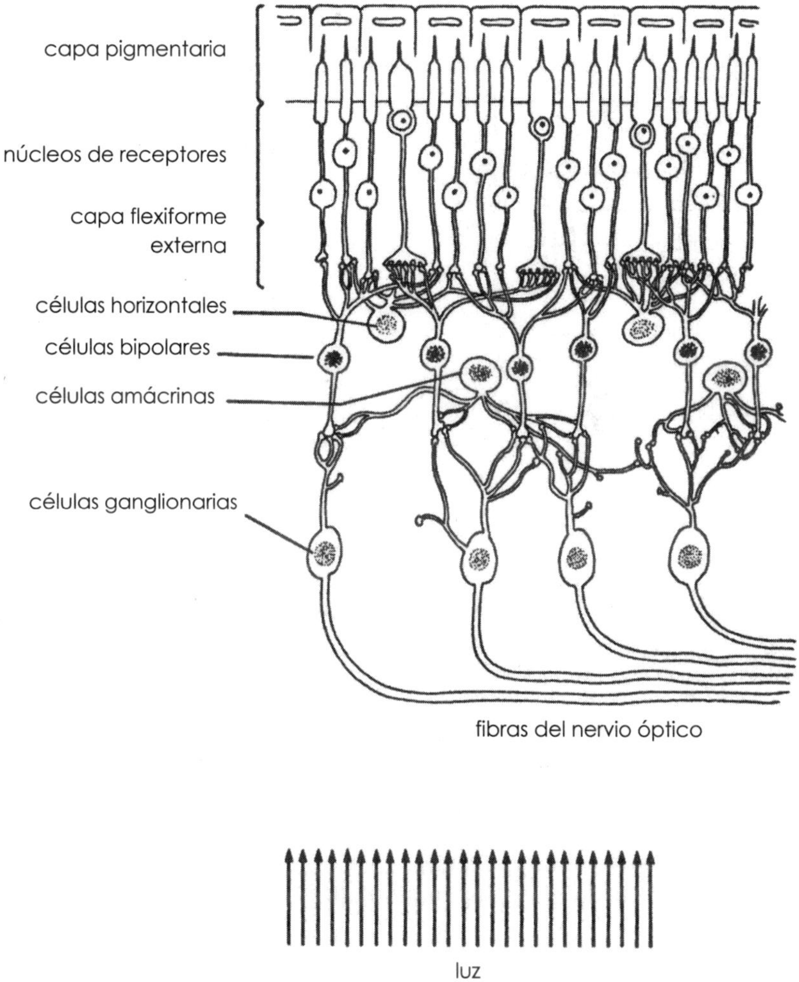

capa pigmentaria

núcleos de receptores

capa flexiforme
externa

células horizontales

células bipolares

células amácrinas

células ganglionarias

fibras del nervio óptico

luz

REPRESENTACIÓN ESQUEMÁTICA DE LOS CONDUCTOS VISUALES

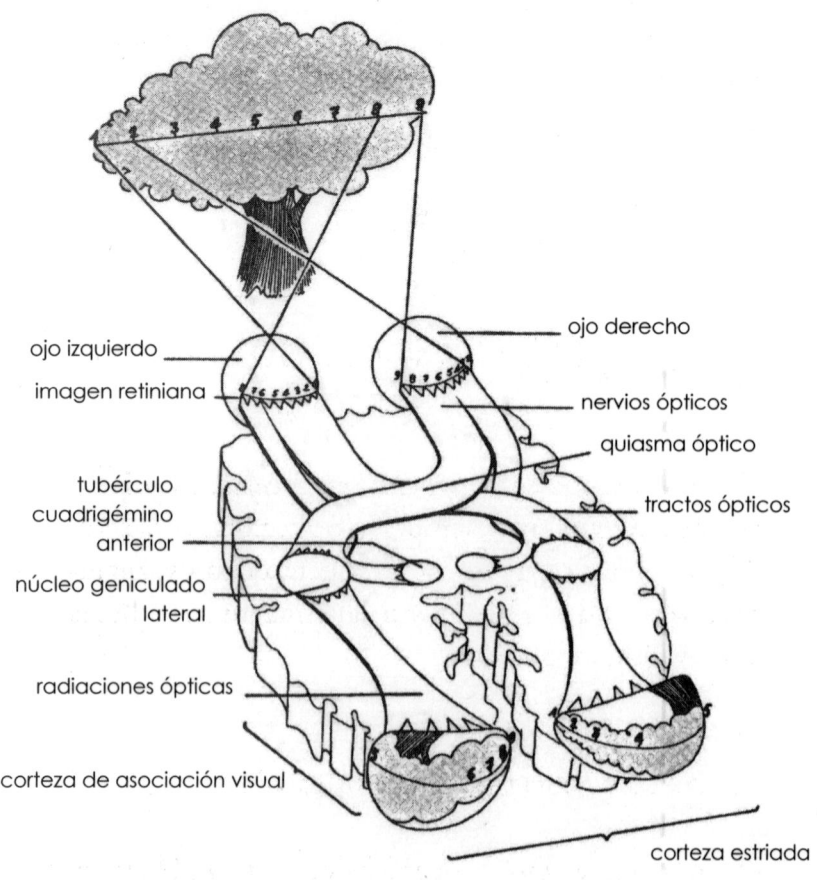

ojo izquierdo

imagen retiniana

tubérculo
cuadrigémino
anterior

núcleo geniculado
lateral

radiaciones ópticas

corteza de asociación visual

ojo derecho

nervios ópticos

quiasma óptico

tractos ópticos

corteza estriada

II

El ojo explicado

El ojo se asemeja a una *cebolla de tres capas*. Al pelarla, primero se retira una membrana protectora, la esclerótica, luego una capa vascularizada llena de vasos sanguíneos, la coroides, y finalmente la retina, que recubre el interior del globo ocular.

El ojo como una cámara fotográfica

El ojo es similar a un pequeño balón de *rugby* blanquecino de 25 milímetros de largo. Su diámetro vertical es ligeramente inferior: 23 milímetros. Estas cifras son sólo medias. El ojo de una persona miope es más grande, mientras que el de una persona hipermétrope es más pequeño. La córnea sobresale más que el resto de la esclerótica y forma una pequeña protuberancia hacia delante.

Naturalmente, la retina no forma una esfera completa, sino un hemisferio. Se podría comparar con una de esas antenas parabólicas que captan señales de televisión transmitidas por satélite, orientada hacia el frente.

Para aportar el oxígeno y el azúcar necesarios para la retina, la sangre circula por los vasos de la coroides. Ésta, al igual que la retina, no forma una esfera completa, sino parte de una esfera, como una especie de cáscara de huevo cocido, vaciado de su contenido. Su abertura está orientada hacia delante y sus bordes se conectan con un reborde circundante: los llamados «procesos ciliares». El iris, que da color al ojo, también forma parte del cristalino. Es un diafragma que se abre y se cierra. En su centro, la pupila permite el paso de los rayos de luz hacia el interior del ojo.

El cristalino es una *lentilla cuya potencia puede variar*. Normalmente es transparente y se fija detrás del iris mediante las fibras de la zónula. Esta última se extiende verticalmente detrás de los procesos ciliares descritos anteriormente. Este sistema de fijación puede estirar y deformar el cristalino, que es elástico. En consecuencia, la potencia de la lente cristalina varía en mayor o menor medida.

Para proteger la retina y la coroides, el ojo tiene la esclerótica. Ésta envuelve completamente el ojo y se extiende incluso hacia atrás, alrededor del nervio óptico, como el aislamiento de un cable eléctrico. En la parte delantera, la esclerótica se vuelve transparente y forma la córnea. La esclerótica también está cubierta en la parte delantera por la conjuntiva, que da color al «blanco» del ojo. Esta conjuntiva es como una cúpula que cubriría el ojo, pero cuyos bordes inferiores se doblarían para tapar la parte posterior de los párpados. Si un mosquito se te mete en uno de los párpados, no temas que se desplace hasta detrás del ojo y sea imposible retirarlo: el pliegue formado por la conjuntiva lo impediría.

El ojo como un cucurucho de helado

El ojo no es rígido. Está lleno de «líquidos» que mantienen su presión interna: el humor acuoso y el humor vítreo. El humor acuoso es producido por los procesos ciliares. Permanece siempre delante de la pared formada por el cristalino y la zónula. Poco a poco, pasa a través de la pupila, de atrás hacia adelante, y luego es eliminado por un conducto microscópico que rodea la córnea. Detrás del cristalino se encuentra el humor vítreo o cuerpo vítreo. Este líquido no se renueva constantemente como el humor acuoso. Es agua inactiva. Al examinarlo, el oftalmólogo observa que está formado por *láminas transparentes apiladas* parecidas a tejas romanas. En caso de inflamación, aparecen filamentos en el vítreo que flotan como algas en un acuario.

Para que el ojo se pueda mover en todas las direcciones, son *seis los músculos que se reparten la tarea*. Existe, además, un séptimo músculo que se encarga especialmente de abrir los párpados: se llama, lógicamente, el elevador del párpado superior. Entre los otros seis, hay cuatro músculos rectos: el recto superior, el recto inferior, el recto interno y el recto externo. Y dos músculos oblicuos: el oblicuo menor y el oblicuo mayor. Por último, la cápsula de Tenon lo envuelve todo. Tiene la forma de un *cucurucho de helado,* donde la bola del helado sería el globo ocular.

Todo este conjunto se aloja en la órbita. El eje de la órbita no mira hacia delante, sino ligeramente hacia fuera, y forma un ángulo de unos 20° con respecto al eje del ojo. Normalmente, el globo ocular no debe sobresalir del plano que pasa por los bordes superior e inferior de la órbita. Entre el globo ocular y las paredes de la órbita se encuentra un tejido graso que actúa como amortiguador y por el que pasan los troncos nerviosos y vasculares que van al ojo. Muy atrás, los músculos extraoculares se insertan todos al mismo tiempo (excepto uno) en un tendón de amarre común.

La arteria que nutre el ojo es la *arteria oftálmica,* que nace de la arteria carótida interna. Se ramifica de nuevo para dar lugar a las arterias ciliares cortas y largas, la arteria central de la retina y sus ramas temporales y nasales. La sangre venosa se drena hacia la yugular interna. Las venas vorticosas discurren por la superficie de la esclerótica, donde se reconocen por su aspecto azulado: *el cirujano debe tener cuidado con ellas* porque pueden sangrar si se lesionan con la punta de una aguja.

¿Habita el alma en la hipófisis?

Los nervios que inervan los músculos son principalmente el par III (los doce pares de nervios craneales están registrados con números romanos por los anatomistas, del I al XII), que controla todos los músculos excepto el recto externo (inervado por el VI) y el oblicuo mayor (controlado por el IV). Algunas fibras nerviosas independientes forman parte de un sistema generalizado en todo el cuerpo que adapta la respuesta del organismo en caso de agresión (estrés). Son fibras simpáticas o parasimpáticas (y componen el sistema denominado «vegetativo»). Algunas de ellas actúan como intermediarias en un ganglio nervioso situado en la órbita junto al globo ocular. A nivel del ojo, su función consiste principalmente en *regular el diámetro de la pupila.*

El nervio óptico que *conduce la información visual* al cerebro es el par II. El II sale de la órbita a través de un canal tallado en el grosor del hueso: el canal óptico. En el interior del cráneo, se une a su homólogo procedente del otro ojo para formar el quiasma, situado debajo de la glándula hipófisis, en la base del cerebro (es en esta glándula donde Descartes situaba la sede del alma). El quiasma (en griego «tijera», por su forma) da lugar a dos tractos ópticos que se dirigen hacia atrás hacia una estructura llamada «núcleo geniculado lateral». A partir de allí nacen las radiaciones ópticas que llegan a los centros de visión situados en la corteza occipital, es decir, la corteza gris del cerebro, en la parte posterior.

La mayoría de las estructuras son visibles con una lámpara de hendidura o bajo el microscopio quirúrgico. Pero otros estudios realizados por histólogos (especialistas en tejidos humanos), con microscopios ópticos y electrónicos, nos revelan cosas aún más sorprendentes.

La retina está compuesta por el *epitelio pigmentario:* una alineación de células en una sola capa que descansa sobre la membrana de Bruch. En su otra cara, el epitelio entra en contacto con células sensoriales llamadas conos y bastones. Muy pigmentado, el epitelio pigmentario detiene los rayos luminosos y actúa como una especie de pantalla. Los conos son más numerosos en el centro de la retina y permiten una visión precisa y en color. Son más numerosos en la periferia de la retina los bastones. Las células sensoriales de la retina están todas conectadas entre sí y se comunican entre ellas a través de fibras nerviosas organizadas como una red telefónica. Verticalmente, los conos y los bastones se articulan con las células bipolares y estas últimas con las células ganglionares. Horizontalmente, las células horizontales y las amacrinas permiten otras conexiones. *La convergencia de todas las fibras nerviosas* en un haz, antes de llegar al cerebro, conforma el nervio óptico.

El catastro de la retina

En el interior de los nervios y del quiasma, se observa que la mitad de las fibras procedentes de la parte interna de la retina derecha se dirige a la parte izquierda del cerebro y viceversa. Esto explica los cambios en el campo visual en ciertas enfermedades del cerebro.

Por último, la corteza cerebral que permite la visión tiene un color gris que la distingue del resto del cerebro, de color blanco. Si se extrae una «pedacito», se observan columnas muy juntas entre sí. Cada columna está formada por el apilamiento de un centenar de células. Vista «desde arriba», la corteza se puede dividir en territorios, como el *catastro del ayuntamiento*. Cada territorio es una hipercolumna. Imaginémosla como un cuadrado de 20 a 40 columnas por lado.

Cada *hipercolumna* procesa la información proveniente de una porción específica de la retina, dando lugar a un «segundo catastro» representado en la superficie de la retina, formado por la unión de los hipercampos. A cada *hipercampo* de la retina le corresponde una hipercolumna de la corteza y viceversa. Entre los hipercampos y las hipercolumnas existe lo que un matemático llamaría una «correspondencia biyectiva».

Cuando el iris se comporta como un *spinnaker*

Supongamos ahora que cortamos el ojo en dos verticalmente con un bisturí que pasa por el centro de la pupila. Examinemos el ángulo formado por la córnea delante y el iris detrás. La esquina del ángulo, observada con microscopios ópticos y electrónicos, es un territorio anatómico tan minúsculo como importante. En él se encuentra una especie de filtro perfeccionado, la *malla trabecular,* y un canal de evacuación, el *canal de Schlemm*. El humor acuoso se renueva constantemente: secretado por los procesos ciliares en la parte posterior del iris, atraviesa la pupila de atrás hacia adelante, llega al ángulo, se filtra a través de la malla trabecular y cae en el canal de Schlemm, desde donde es evacuada al sistema venoso.

Conocer la anatomía del *ángulo iridocorneal* permite explicar el glaucoma. Algunos ojos hipermétropes, es decir, pequeños, tienen un ángulo algo pequeño y un cristalino situado más adelante de lo normal. Bajo el efecto de la oscuridad o de un colirio que dilata la pupila, el iris se desplaza hacia delante, como un *spinnaker* hinchado por el viento. Cierra el ángulo y bloquea la vía de evacuación del humor acuoso. La presión intraocular aumenta rápidamente, provocando enrojecimiento ocular, dolor y edema corneal. La pupila ya no se contrae con la luz. En esto consiste un *glaucoma agudo*.

Muy diferente es el *glaucoma crónico,* aunque mucho más frecuente. En este caso, la malla trabecular pierde su permeabilidad, pero el ángulo permanece abierto. La presión intraocular aumenta lentamente, aplasta la pupila, que se hunde, lo cual provoca un estrechamiento característico del campo visual.

El glaucoma crónico o glaucoma primario de ángulo abierto (GPAA) afecta a ambos sexos alrededor de los cincuenta años. El GPAA y la hipertensión intraocular (la simple elevación de la tensión ocular por encima de 22 mmHg sin alteración del nervio óptico) afectan a *500 000 personas en Francia*. De ahí la importancia de su detección mediante la medición de la tensión ocular durante una consulta oftalmológica, por ejemplo, al adquirir el primer par de gafas, al inicio de la presbicia.

Los mecanismos implicados: el funcionamiento del ojo

A primera vista, *el ojo funciona como una cámara fotográfica*. La esclerótica es la carcasa. En la parte delantera, el iris actúa como un diafragma y deja entrar más o menos luz. La córnea es una de las lentes de un objetivo cuyo cristalino permite el ajuste automático. En la parte trasera, la retina es el equivalente a la película fotográfica.

Desde que empezamos a saber algo de cómo funciona el ojo, nos convencemos de que la visión se debe a esa pantalla interna que es la retina. Nuestra conciencia, situada en el cerebro, vería la imagen retiniana como nosotros vemos la televisión.

Lo cual es… ¡totalmente falso! La mejor prueba de ello la aporta el clásico experimento de la *cámara oscura*. Intentad perforar un pequeño agujero en uno de los lados de una caja de zapatos y colocad una vela a 20 centímetros del agujero. En la oscuridad, encended la vela. ¿Qué ocurre dentro de la caja? La imagen de la vela aparece invertida en la cara interior del lado opuesto. Del mismo modo, la imagen que se forma en la retina está al revés. Pero, ¿cómo se puede ver recta una imagen invertida?

La respuesta se encuentra en el cerebro. De hecho, es mejor comparar el ojo con una videocámara conectada a un ordenador. El ordenador cerebral endereza la imagen, la corrige y la mejora. De hecho, es el cerebro el que ve a través de su sirviente, el ojo. El paisaje, que creemos ver tal cual, sólo existe en realidad en nuestra cabeza. *Ver es evocar símbolos,* activando ciertas células del cerebro. No percibimos el exterior de manera «objetiva», sino que evocamos a propósito representaciones de la realidad. ¡Casi se podría decir que esta realidad sólo existe en nuestra imaginación! Sin embargo, esta «pseudorealidad» es relativamente idéntica de un individuo a otro y comunicable, por lo tanto... útil.

Las cámaras oculares

El objetivo del ojo se ajusta constantemente para proporcionar una imagen nítida. En la visión de cerca, la potencia del cristalino aumenta *(acomodación),* mientras que en la visión de lejos disminuye. De cerca, los ejes de los ojos convergen en el objeto fijado, mientras que de lejos se vuelven paralelos. Los dos ajustes son inseparables: no se puede converger sin acomodar ni acomodar sin converger. Se trata del reflejo de acomodación-convergencia (este reflejo explica que una mala visión pueda ir acompañada de estrabismo).

Según la luminosidad, el iris se cierra o se entreabre. En caso de luz intensa, las pupilas se contraen. El ajuste se produce incluso si sólo uno de los ojos está expuesto a la luz. Además, la pupila se contrae en la visión de cerca, y se relaja un poco en la visión de lejos.

La córnea se humedece constantemente con las lágrimas (humor lacrimal) gracias al parpadeo. Cuando el párpado ya no cumple su función, la córnea se seca y se daña. Estas lágrimas salen de una glándula situada detrás del párpado superior y en el exterior. Se evacuan a través de los conductos lagrimales, cuyo origen se encuentra en la parte interna del borde del párpado. Estos dos canales, superior e inferior, se unen en un saco lagrimal situado en la base de la nariz. Éste se vacía en las fosas nasales. Todo el mundo sabe que se suena más la nariz cuando se llora.

Bajo el efecto de los rayos luminosos concentrados por la córnea y el cristalino, la *púrpura visual* se descompone en las células visuales de la retina (conocida químicamente como «rodopsina», la púrpura visual está compuesta de una proteína, la opsina, y de vitamina A). A continuación, se reconstituye gracias a una serie de reacciones químicas durante las cuales la célula visual es estimulada eléctricamente. El impulso nervioso pasa entonces de una célula a otra hasta llegar al cerebro.

Estudios con escáneres han demostrado la existencia de tres centros distintos en la corteza occipital: uno para la visión de las *formas,* otro para la visión de los *colores* y otro para la visión de los *movimientos.*

El ordenador cerebral

En su libro *De l'oeil à la vision,* John P. Frisby dice: «Ver es construir una descripción simbólica explícita de la escena observada».

Observen con una lupa una fotografía en blanco y negro de su vida cotidiana: verán líneas y filas de pequeños puntos más o menos grises. Existe una gran cantidad de tonos de gris que van del blanco al negro. Cada punto se llama *píxel.* Se le puede pedir a un ordenador que fije la situación y la intensidad de gris de cada píxel como una larga lista de números: a esto se le llama la *digitalización* de una imagen.

Es fácil comprender que cada punto de la retina pueda enviar al cerebro una información que codifica el matiz de gris de cada uno de los puntos del paisaje. En esta primera fase, se trata todavía de una información objetiva: el cerebro ha producido, por así decirlo, una foto digitalizada de la imagen que tenemos ante los ojos.

Pero no sólo vemos al mismo tiempo una multitud de puntos luminosos, sino que comprendemos la interpretación que hay que dar a ese conjunto, por ejemplo, el borde del balcón en el primer plano, el árbol del jardín con su tronco oscuro y vertical que se ramifica progresivamente, su copa, etcétera. En resumen, agrupamos la información visual de forma ordenada y damos inmediatamente un *significado* a cada conjunto. ¿Cómo? Gracias a las hipercolumnas.

Hemos visto que cada hipercolumna de la corteza cerebral se encarga de procesar la información proporcionada por una parte de la retina. Aquí tenemos la explicación de la segunda fase: la foto está marcada con trazos de lápiz rojo para resaltar las características principales, por ejemplo, todas las esquinas en ángulo recto.

De la sensación a la impresión

La hipercolumna registra la existencia de estas características: ángulos, bordes, barras, manchas, etcétera. Todas las hipercolumnas funcionan paralelamente, pero también intercambian información. Si cuatro hipercolumnas han detectado cada una un ángulo recto, el sistema visual, al cruzar estas cuatro fuentes de información, comprenderá que se trata de un cuadrado. Y así sucesivamente, conjuntos cada vez más elaborados de hipercolumnas y grupos de hipercolumnas permiten alcanzar un alto nivel de representación simbólica.

Para ver estas características de la imagen, el cerebro pone en marcha una *estrategia de interpretación,* comparando las diferentes informaciones visuales elementales. Ver es ya interpretar. La distinción entre información e interpretación es muy sutil.

Esto explica lo diferentes que son entre sí los testimonios oculares recogidos por los tribunales. A menudo no hay mentira ni malicia: la interpretación de la escena se ha hecho de forma diferente.

En la consulta del oftalmólogo

El examen médico

Todo examen médico comienza con un interrogatorio. El oftalmólogo, al menos en su primera consulta, pregunta por los antecedentes de su paciente: edad, intervenciones quirúrgicas, enfermedades graves, factores de riesgo cardiovascular (hipertensión, diabetes, etcétera), tratamientos seguidos, entre otros. Identifica el motivo principal de la consulta: pérdida de visión, dolor. Es importante especificar la cronología de los trastornos.

A continuación, el paciente lee letras de diferentes tamaños. La *escala de Monoyer,* graduada en décimas, debe leerse a una distancia de 5 metros (es posible tener más de 10/10, los pilotos de caza a veces tienen 12, 14 o incluso 16/10). En el caso de niños o personas analfabetas, las letras se sustituyen por pequeños dibujos o por letras «E» y se pide al paciente que especifique su orientación con ayuda de una imagen idéntica que sostiene en la mano. De cerca, se utiliza la *escala de Parin-*

aud, un texto escrito con caracteres cada vez más pequeños, y se mantienen a una distancia de 33 cm. La lectura de cerca se cuantifica de P14 a P2. Las lentes se colocan en una montura de prueba o en un foróptero para ir probando distintas lentes.

A continuación, se realiza un examen con lámpara de hendidura, un examen del ojo con aumento y con un haz de luz de anchura variable.

El paciente apoya la barbilla y la frente contra el aparato, mientras que el oftalmólogo varía el ángulo y la intensidad de la luz proyectada. A continuación, es posible medir la presión intraocular aplicando contra el ojo una pequeña aguja transparente tras una anestesia local (unas gotas de novocaína que pican durante los primeros segundos), instilando una gota de fluoresceína e iluminando con luz azul verdosa. Otra técnica: la medición automática mediante la proyección de aire sobre la córnea.

El uso del *cristal de tres espejos* permite explorar la retina y su periferia. La pupila se dilata previamente con una gota de Mydriaticum (tropicamida). En diez o quince minutos, la visión se vuelve borrosa y el diámetro de la pupila aumenta. Este tiempo puede prolongarse en pacientes diabéticos y en personas de piel negra.

Una vez anestesiado y bien abierto el ojo, con la frente y la barbilla bien apoyadas, el médico coloca delicadamente el cristal. En ese momento, debe intentar relajarse, abrir ambos ojos y mirar al frente. La parte del espejo que toca la córnea está recubierta de Gonio-sol (metilcelulosa), que permite la adherencia y el deslizamiento del cristal. El oftalmólogo examina primero el centro de la retina y luego gira el cristal sobre sí mismo para utilizar los tres espejos y observar la retina periférica. Este examen es un poco desagradable debido al deslumbramiento y al contacto con el cristal. Se necesitan dos o tres horas para que desaparezca la sensación de visión borrosa.

El oftalmólogo utiliza anestésicos locales (Cébésine, Novésine) para insensibilizar la córnea antes de examinarla. Durante los primeros segundos, se siente un pinchazo en los ojos. En caso de dolor ocular, se deben utilizar analgésicos y no colirios.

Ver el fondo de ojo

Es posible examinar la retina con otros métodos:

— *El «fondo de ojo» u oftalmoscopia directa, con ayuda del oftalmoscopio, un aparato provisto de una lente y un dispositivo de iluminación.*

Al igual que con el cristal de tres espejos, el médico examina principalmente el centro de la retina: papila o cabeza del nervio óptico, mácula, que permite la mayor parte de la visión, vasos sanguíneos… El paciente se ve un poco deslumbrado por la luz del oftalmoscopio cuando el haz luminoso se dirige directamente a la mácula.

— *El «Schepens» u oftalmoscopia de imagen reflejada, comúnmente conocido como «examen con casco».*

El médico se coloca una luz en la frente, separa los párpados con la mano izquierda y con la derecha sostiene una potente lupa de 20 dioptrías que aleja o acerca al ojo. De este modo, puede ver toda la retina sin colocar nada sobre el globo ocular. Sin embargo, sólo obtiene una imagen invertida: los sectores derecho e izquierdo de la retina se invierten, al igual que los sectores superior e inferior. El Schepens es utilizado principalmente por especialistas en cirugía retiniana.

Todos estos procedimientos destinados a ver la retina son útiles en casos de diabetes e hipertensión, miopía fuerte o media, hipertensión intracraneal, disminución del número de plaquetas sanguíneas, etcétera.

— *La lente de Volk.*

Exámenes complementarios

En esta fase, el examen clínico ha finalizado, pero es posible que el oftalmólogo necesite realizar exámenes complementarios, que suele llevar a cabo él mismo:

1. Angiografía con fluoresceína

DEFINICIÓN: fotografía tras la opacificación de los vasos sanguíneos del fondo del ojo.

Técnica: la angiofluorografía consiste en la *inyección intravenosa de fluoresceína en el pliegue del codo,* seguida de la toma de fotografías del fondo de ojo, cuyos vasos se hacen entonces más evidentes. La pupila debe dilatarse previamente.

Aplicaciones: glaucoma, uveítis, enfermedades de la retina…

Resultados: la angiofluorografía es útil en todas las afecciones retinianas. Se observan hipo o hiperfluorescencias, difusiones anormales del producto, etcétera.

Duración: 15 minutos.

2. Campo visual

Definición: examen de la calidad y los límites de la función visual en todas las direcciones.

Técnica: el campo visual se explora con el perímetro de Goldmann o con el aparato de Humphrey. Se trata de una especie de cúpula en cuyo centro se coloca al paciente. Una mancha luminosa de diámetro e intensidad variables se desplaza desde la periferia hacia el centro. El sujeto indica el momento en que la percibe. Los resultados se registran en un gráfico. Hoy en día se dispone de perímetros automatizados que no requieren la supervisión de un médico. El sujeto se queda solo con el aparato. Sólo tiene que pulsar un botón cada vez que percibe una mancha luminosa. Cuando el paciente se siente cansado, sólo tiene que pulsar prolongadamente el botón y el aparato se detiene momentáneamente.

APLICACIONES: glaucoma, hemianopsia, neuropatías ópticas…

RESULTADOS: detección de escotomas o «agujeros» en el campo visual, limitaciones periféricas…

DURACIÓN: 15 minutos.

3. Ecografía ocular

DEFINICIÓN: uso de ultrasonidos para el estudio del ojo.

TÉCNICA: el examinador coloca la sonda sobre el globo ocular, con el párpado cerrado, a veces directamente sobre el globo ocular tras aplicar anestesia local (biometría).

APLICACIONES: detección de desprendimientos de retina, hemorragias intraoculares, tumores…

RESULTADOS: la ecografía del ojo es útil cuando se desea obtener información sobre la retina y el fondo de ojo es difícil de ver –por ejemplo, debido a una catarata que dificulta la visión.

Duración: 10 minutos.

4. Ecografía Doppler de los vasos del cuello (o velocimetría Doppler)

Definición: medición de la velocidad del flujo sanguíneo en los vasos del cuello mediante ultrasonidos. Búsqueda del eco reflejado por un estrechamiento o una placa de ateroma situada en la pared de una arteria.

Técnica: el examen velocimétrico utiliza el *efecto Doppler,* que explica la variación de frecuencia de un ultrasonido reflejado en un cuerpo en movimiento. La ecografía requiere una sonda emisora y receptora de ultrasonidos que se aplica en los puntos de paso de las arterias.

Aplicaciones: búsqueda de estrechamientos y obstrucciones arteriales, coágulos venosos, placas de ateroma...

Resultados: el Doppler permite detectar aceleraciones de velocidad en los estrechamientos arteriales (o estenosis). Permite evaluar indirectamente la presión arterial y las turbulencias en las carótidas y la arteria oftálmica. La ecografía pone de manifiesto las placas de ateroma, si están ulceradas, etcétera.

Duración: 20 minutos.

5. Electrorretinografía

DEFINICIÓN: la electrorretinografía es el registro de los potenciales eléctricos producidos por la retina durante una estimulación luminosa.

TÉCNICA: los electrodos se colocan en la sien y directamente sobre el ojo.

APLICACIONES: evaluación global de la respuesta retiniana a la luz. Tratamiento con cloroquina.

RESULTADOS: registro de una onda A negativa y una onda B positiva, cuyas modificaciones permiten evaluar el daño retiniano.

DURACIÓN: 20 minutos.

6. Examen bacteriológico del ojo

DEFINICIÓN: búsqueda y estudio de gérmenes oculares.

TÉCNICA: se realiza mediante un hisopo en el saco conjuntival inferior del párpado.

APLICACIONES: conjuntivitis. Antes de una intervención oftalmológica.

RESULTADOS: descubrimiento y estudio de la sensibilidad del germen a los antibióticos.

DURACIÓN: 1 minuto.

7. Imagen por resonancia magnética nuclear (IRMN)

DEFINICIÓN: exploración «radiológica» que utiliza las señales emitidas por los iones de hidrógeno previamente excitados mediante un campo magnético potente.

TÉCNICA: al igual que en el escáner, las imágenes en sección se reconstruyen punto por punto gracias a un ordenador. Los cortes pueden ser transversales, «tipo cilindro» o verticales. En los niños, a veces es necesaria la anestesia, ya que se requiere una inmovilidad perfecta. El examen es imposible en personas con prótesis metálicas.

APLICACIONES Y RESULTADOS: actualmente, las indicaciones del examen por resonancia magnética nuclear son principalmente la búsqueda de tumores orbitarios o cerebrales.

DURACIÓN: 30 minutos.

8. Javal

DEFINICIÓN: medida del astigmatismo de la córnea.

TÉCNICA: se proyectan, mediante el aparato de Javal, dos patrones luminosos sobre la córnea. Ésta no es, en realidad, una porción de esfera regular. Por lo general, está ligeramente aplanada verticalmente. Puede estarlo mucho, anomalía que requiere entonces una lente correctora de tipo cilíndrico. El Javal está siendo sustituido cada vez más por el refractómetro automático.

RESULTADOS: el astigmatismo se define por su eje y su importancia, que se expresa en dioptrías.

DURACIÓN: 1 minuto.

9. Punción de la cámara anterior

DEFINICIÓN: extracción bajo anestesia local con una aguja fina de una pequeña cantidad de humor acuoso.

TÉCNICA: la punción debe realizarse en condiciones asépticas y, en ocasiones, incluso en el quirófano con microscopio. El paciente permanece vestido y tumbado. Se le anestesia la córnea. El cirujano también se viste, se lava las manos y se pone guantes. Pincha en el limbo, es decir, en el límite entre la córnea y la parte blanca del ojo. Hay que tener cuidado de no rozar el cristalino, situado justo detrás del iris. El paciente abandona el hospital con un vendaje que debe mantener hasta el día siguiente. Es posible que se forme una pequeña luna de sangre, visible en la base de la córnea por transparencia.

RESULTADOS: se llenan uno o dos tubos pequeños: serología, análisis bioquímicos, etcétera.

Duración: 10 minutos.

10. Potenciales evocados visuales (PEV)

Definición: registro de los potenciales generados por el cerebro durante la estimulación de la retina por parte de éste.

Técnica: electrodos colocados en la corteza occipital, donde se encuentran los centros visuales.

Aplicaciones: seguimiento de determinados tratamientos médicos (antipalúdicos), diagnóstico de esclerosis múltiple…

Resultados: la existencia de potenciales evocados visuales permite afirmar que el mensaje nervioso recogido por la retina se ha transmitido correctamente al cerebro.

Duración: 15 minutos.

11. Escáner cerebral

Definición: examen con rayos X en el que el ordenador reconstruye imágenes en corte.

Técnica: el paciente debe permanecer inmóvil durante toda la duración de la prueba, tumbado en la camilla. A veces se procede a una inyección previa de un producto de contraste.

APLICACIONES: traumatismo craneal, búsqueda de tumores…

RESULTADOS: el escáner permite visualizar, en imágenes transversales, tumores cerebrales u orbitarios, accidentes cerebrovasculares…

DURACIÓN: 15 minutos.

12. Esquiascopia (o retinoscopia)

DEFINICIÓN: medida objetiva de la «refracción» del ojo (potencia y tipo de lente correctora necesaria para recuperar una agudeza visual de 10/10).

TÉCNICA: el médico instila en ambos ojos un colirio con atropina que dilata las pupilas, provoca visión borrosa y aumenta la sensibilidad a la luz.

La esquiascopia consiste en proyectar sobre la retina un haz de luz mediante un espejo plano con un agujero en el centro que el examinador sostiene delante de su ojo.

El desplazamiento del haz de luz provoca un desplazamiento de la mancha luminosa sobre la retina en el sentido idéntico al del haz en el hipermétrope, en sentido inverso en el miope. Se interpone un cristal corrector entre el espejo y el ojo del paciente hasta que se obtiene una «sombra», es decir, hasta que la mancha parece inmóvil. También es posible utilizar un refractómetro automatizado. Tras el examen, la dificultad para leer y el deslumbramiento duran aproximadamente tres horas.

Aplicaciones: medición precisa de la corrección en niños, normalmente poco cooperativos…

Resultados: la potencia de las lentes correspondiente a la sombra permite calcular la fórmula de las gafas que permite obtener la máxima agudeza visual.

Duración: 15 minutos.

Los trastornos visuales

Tres cuartas partes de la población francesa no tienen una visión perfecta. Y la mitad de ellos no la corrige adecuadamente con gafas o lentes.

La miopía

El ojo *miope* es *demasiado potente* y más bien grande. Su longitud es superior a la normal y sus paredes son más finas. Una persona miope ve borrosos los objetos lejanos, pero su visión de cerca es mejor que la de una persona normal. Se corrige con lentes cóncavas más gruesas en los bordes, es decir, lentes divergentes, y con signo negativo.

El miope es présbita más tarde que la media de la población. A menudo, se quita las gafas para leer y acerca el texto a sus ojos. De lejos, entrecierra los ojos y acerca los párpados para ver mejor.

La miopía simple suele aparecer en la adolescencia y evoluciona hasta los veinticinco años aproximadamente. Valor medio: -4 dioptrías.

La miopía patológica, menos frecuente, se acompaña de degeneración de la retina. Valor medio: -15 dioptrías.

La hipermetropía

El ojo *hipermétrope* es *demasiado poco potente* y más bien pequeño. Su longitud es inferior a la normal. Una persona hipermétrope puede sufrir dolores de cabeza y fatiga al mirar de cerca durante mucho tiempo. Se corrige con lentes convexas más gruesas en el centro, es decir, convergentes, y con signo positivo. Las personas hipermétropes son présbitas antes que la media de la población. Todos los niños pequeños son ligeramente hipermétropes.

El astigmatismo

Si la miopía es lo contrario de la hipermetropía, el astigmatismo puede coexistir con cualquiera de estos dos trastornos de la refracción. Se puede ser astigmático y miope o astigmático e hipermétrope.

En el astigmatismo, el «cristal de reloj» de la córnea no tiene la misma potencia en todos los meridianos. La córnea ya no tiene la curvatura de un balón de fútbol, sino la de un balón de *rugby*. Un punto de un objeto situado a lo lejos no se traducirá en otro punto en la retina, sino en una pequeña línea.

Mientras que la miopía y la hipermetropía se corrigen con lentes esféricas, el astigmatismo requiere el uso de lentes cilíndricas. Una lente cilíndrica se caracteriza por su potencia (positiva o negativa) y su eje (que varía de 0 a 180°). Una persona con astigmatismo puede llevar lentes especiales, las lentes tóricas.

La visión y el ejército

Los centros de selección del ejército determinan el *SIGYCOP*, coeficiente que evalúa la aptitud física. La Y de SIGYCOP representa la capacidad visual, que varía entre $Y = 1$ y $Y = 6$. Una persona con $Y = 5$ o $Y = 6$ es dada de baja.

El médico oftalmólogo examina a las personas que han informado de un problema visual o que llevan gafas. Tras un interrogatorio, se determina la agudeza visual de lejos, luego se realiza una esquiascopia, un examen del fondo de ojo, incluso con lámpara de hendidura, y de la visión binocular. Una miopía superior a -8, una hipermetropía superior a +6 se clasifican como $Y = 5$ o 6 y conducen a la exención del servicio.

Naturalmente, la agudeza visual y la esquiascopia no son los únicos elementos que permiten determinar el Y. Por ejemplo, un miope medio con una lesión retiniana periférica no tratada con láser suele ser rechazado. Por el contrario, si esa misma lesión ya ha sido tratada, el sujeto es declarado apto.

Cabe destacar un punto importante: para el funcionariado público, la administración puede solicitar el SIGYCOP (a través del propio individuo) y, en ciertos casos, prohibir el acceso a algunos puestos. Una razón más para no «engañar», lo que, por otra parte, es prácticamente imposible en oftalmología.

El compromiso en el ejército

En lo que respecta a los reclutas, el umbral es el mismo ($Y = 4$), pero los requisitos visuales varían mucho en función del puesto. Uno podrá convertirse en piloto de la fuerza aérea, mientras que otro quizá no sea apto para las tropas de comando.

Para los pilotos de caza, en particular, las condiciones físicas requeridas son extraordinariamente rigurosas: «Hay que ser anormalmente perfecto», subraya el médico jefe Christian Corbé.

Él explica: «Un piloto de caza ingresa en el ejército entre los dieciocho y los veintiún años. Debe estar clasificado naturalmente como $Y = 1$ (las aptitudes se evalúan con siglas técnicas específicas y diferentes de la Y). En vuelo, a 10 000 metros de altitud y a Mach 2, el piloto se encuentra en condiciones fisiológicas anormalmente difíciles. Existe una miopía de altitud debido a que no hay ningún punto en el que fijar la vista. Además, por la noche, el ojo se vuelve aún más miope debido a otro mecanismo. Hay que tener en cuenta la capacidad de ver bien con el sol en la cara o al anochecer. También es necesario precisar la capacidad de reconocer los colores, ya que los datos de un avión de caza se muestran en formato alfanumérico, cuyo color tiene en sí mismo un significado concreto.

¿Es la cirugía refractiva una forma de conseguir una mejor agudeza visual y estar en forma? «La queratotomía radial tiene efectos secundarios: deslumbramiento, variación de la agudeza visual a distancia… Además, la cicatrización es tal, que *la córnea queda indudablemente debilitada*».

«En cuanto a la queratectomía fotorrefractiva, no presenta esos inconvenientes, pero los plazos de observación que exige la normativa antes de volver a determinar el Y son de una semana».

Sin embargo, la tendencia de los expertos es ampliarla progresivamente. Por lo tanto, se recomienda informarse, por ejemplo, en la consulta de oftalmología del Hospital Percy en Clamart (92).

Visión y permiso de conducir

El permiso de conducir
Para evaluar la vista de los conductores, siempre se toma en cuenta la visión «corregida», es decir, la visión que la persona tiene llevando gafas o lentes, si las necesita.

- Permisos de vehículos ligeros (permisos A, B y E):
  - Incompatibilidad si la suma de ambos ojos es inferior a 8/10, siendo la agudeza visual del mejor ojo al menos igual a 6/10.
  - Compatibilidad temporal cuya duración se evaluará caso por caso si la suma de la agudeza visual es límite: comprendida entre 8/10 y 10/10 o en el caso de personas con un solo ojo.

- Permisos de vehículos pesados (permisos C, D y E):
  - Incompatibilidad si la suma de la agudeza visual de ambos ojos es inferior a 15/10, sin que la agudeza del ojo más débil pueda ser inferior a 5/10.
  - Para la renovación, incompatibilidad si la suma de la agudeza visual de ambos ojos es inferior a 13/10, siendo la agudeza visual del ojo más débil al menos igual a 4/10.
  - Después de una intervención quirúrgica en el ojo, es mejor avisar a su aseguradora o incluso consultar a los servicios médicos de la prefectura para saber si se tiene derecho a conducir. La consulta no es gratuita.

En París, la Dirección de Prevención y Protección Civil tiene su sede en el número 107 bis, de la calle Faubourg-Saint-Denis, 75010 París. Tel.: 01 48 24 68 09.

- Para la vista del maquinista de tren, del piloto de avión: *SNCF:* informarse en la Dirección de Personal, División de Servicios Médicos, número 88, de la calle Saint-Lazare, 75436 París Cedex 09. Tel.: 01 42 85 71 36.

Air France: los requisitos son de una agudeza visual mínima de 7/10 sin corrección y de 10/10 con corrección para cada ojo. La esquiascopia debe situarse entre - 2 y + 2,50 dioptrías.

La presbicia

¿Cómo se manifiesta?

Normalmente, en la visión de cerca, el radio de curvatura del cristalino disminuye, lo que aumenta la potencia del ojo en 1, 2 o 3 dioptrías y permite el enfoque. Con la edad, el cristalino pierde poco a poco su elasticidad y esta capacidad de acomodación disminuye. Esto es la presbicia.

La presbicia aparece inevitablemente a partir de los *cuarenta o cincuenta años* y se manifiesta por una *dificultad para leer las letras pequeñas impresas.* Se vuelve molesta un poco antes en las personas hipermétropes que en las miopes. Para leer cómodamente, es necesario llevar un segundo par de gafas (o gafas progresivas «de doble foco» o lentes progresivas) que tengan, en relación con la corrección necesaria para ver de lejos, una dioptría más a los cincuenta años, dos a los sesenta y tres a los setenta. Para algunas personas, llevar gafas significa «mostrar su envejecimiento» y puede ser difícil de aceptar.

III

Soluciones de ayer

Lentes progresivas

Las lentes progresivas son un descubrimiento francés de los años sesenta *que ya no debería asustar a las personas présbitas.* Su principio: la potencia óptica de la lente aumenta progresivamente a lo largo del cristal, de arriba a abajo. Al levantar o bajar ligeramente la cabeza, es posible enfocar el objeto que se mira, independientemente de su distancia. Las lentes progresivas requieren cierta costumbre de uso:

- *mover más la cabeza que los ojos,* sobre todo al leer, cuando las personas con presbicia deben seguir las líneas girando la cabeza;
- *utilizar las zonas adecuadas de las lentes* para obtener una visión nítida: la parte superior para ver de lejos y la parte inferior para ver de cerca;

— *no utilizar las zonas laterales,* ya que distorsionan la visión.

Cuanto antes se utilicen las lentes progresivas, más fácil será adquirir todos estos hábitos.

Patrick Boisgontier, director técnico de Krys, explica: «Siempre empiezo diciendo a los jóvenes con presbicia que las lentes progresivas proporcionan una visión nítida al leer y que no molestan para ver de lejos. El cerebro necesita cierto tiempo para aprender a procesar la imagen que le envía la retina, por lo que se requiere un pequeño período de adaptación. Para las personas a partir de cuarenta años, es cuestión de un día. Sin dolores de cabeza ni enrojecimiento de los ojos».

Para facilitar este aprendizaje, es preferible no quitarse y ponerse las gafas constantemente. Sin embargo, no es obligatorio llevarlas puestas todo el día. Si tienes que trabajar dos horas en la oficina, llévalas durante ese tiempo, aunque tengas que quitártelas para conducir. No temas que el hecho de llevar las gafas constantemente te convierta en un «adicto a las gafas». Tu presbicia no evolucionará más rápido si llevas las gafas todo el tiempo.

Para algunos, sacar de su estuche unas gafas de media luna les confiere una imagen de triunfador o intelectual. Es posible montar lentes progresivas en medias lunas, lo que facilitará la visión de cerca y de lejos.

Un buen consejo: *disfruta eligiendo la montura, demórate en que te guste.* Así te acostumbrarás mejor a tus gafas. Las lentes progresivas pueden adaptarse a todas las monturas, siempre que tengan la altura suficiente.

Un avance adicional para los jóvenes présbitas es la aparición de las *lentes progresivas Alpha y Delta*. En la práctica, existen tres tipos de visión: la visión de cerca para leer, la visión intermedia (trabajo frente a la pantalla, conversación con un interlocutor) y la visión de lejos (conducir). Existen lentes que favorecen uno de estos tres tipos de visión:

– las lentes progresivas Alpha favorecen sobre todo la visión de cerca y la visión intermedia;
– las lentes progresivas Delta proporcionan sobre todo una buena visión intermedia, pero también permiten leer.

Lo mejor es *elegir el tipo de lentes con tu óptico:* él te orientará en tu elección en función de tus necesidades. Las lentes Alpha son adecuadas, por ejemplo, para una persona que trabaja en una ventanilla de banco, las Delta para un contable que trabaja con pantallas.

Las lentes progresivas cuestan sólo un poco más que unas gafas bifocales. La tasa de éxito alcanza el 95 %. Piensa en cambiarlas aproximadamente cada tres años para conservar toda la comodidad visual que te proporcionan estas lentes.

Incluso las personas mayores pueden usar lentes progresivas. A menudo se trata de personas convencidas por su entorno de que deben dejar de usar sus lentes bifocales. Es mejor consultar a tu oftalmólogo para ver qué tipo de gafas es el más adecuado antes de ir a comprar las lentes progresivas. El tiempo de aprendizaje será más largo hacia los sesenta años: entre 8 y 10 días de media. *Ten cuidado al subir escaleras: baja bien la cabeza para ver el primer escalón y no tropezar.*

Al conducir, las lentes progresivas obligan a girar la cabeza en los *stops*. Además, lateralmente existe una zona de deformación especialmente molesta para las personas hipermétropes. La visión lateral se ve un poco reducida, lo que resulta un poco molesto para ver si se aproxima un peligro por los lados. En cambio, permiten ver bien los retrovisores.

Es difícil leer en la cama con gafas progresivas. Estarás más cómodo con gafas de visión cerca clásicas o con un sistema Progress: con una simple presión sobre el puente nasal, el usuario levanta la lente progresiva y pasa a la visión de cerca.

Por último, no hay contraindicaciones absolutas para las personas miopes e hipermétropes que se vuelven présbitas. Pueden llevar lentes progresivas, independientemente de la potencia de sus gafas.

Por último, hablemos de la afaquia. Se define como la ausencia de cristalino tras una intervención de cataratas. Es necesaria una corrección con lentes positivas, como en el caso de una hipermetropía grave. Sin embargo, la colocación de un implante intraocular, un cristalino artificial, suele permitir, en la mayoría de los casos, prescindir de gafas tan fuertes.

Las gafas de sol

Las «conservas ahumadas»

Los lectores de *Sapeur Camembert*[4] recordarán que su héroe fue condenado a quince días de arresto en la sala de disciplina por pasearse por el patio del cuartel cubierto de conservas de embutidos ahumados. Ignoraba que las «conservas ahumadas» prescritas por el médico del regimiento para su oftalmia no eran de comer, sino cristales ahumados destinados a proteger la vista, y que hoy se llaman… gafas de sol.

Desde la época del Camembert, las «conservas» han avanzado mucho. Ahora se fabrican en varios tonos:

A, absorción del 12 al 15 % de la luz;
B, absorción del 65 %;
C, absorción del 80-85 %;
D, reservadas para la alta montaña.

Las lentes A apenas están tintadas. Su función es hacer creer que el usuario de estas gafas las necesita para proteger sus ojos sensibles a la luz cuando, por ejemplo, es un poco miope. Las gafas B son gafas con un tinte medio. Las gafas C son muy oscuras: *cuidado con acostumbrarse a ellas* hasta el punto de no poder prescindir de ellas.

---

4. El «zapador Camembert» es un soldado bonachón, simplón y torpón, al que su autor, Georges Colomb, pionero del comic en Francia, caricaturiza con humor absurdo y satírico.

Las lentes tintadas suelen ser negras, pero pueden ser marrones, verdes, grises… El tinte puede aclararse de arriba abajo, lo que permite conducir sin deslumbrarse y leer sin molestias.

- Los cristales marrones *filtran bien los rayos ultravioleta*. Se recomiendan en la montaña o bajo luz artificial. Atenúan los azules y amplifican los rojos: se recomiendan para las personas miopes.
- Los cristales verdes *filtran de manera equilibrada los rayos ultravioleta e infrarrojos*. Se recomiendan para cualquier uso. Atenúan los rojos y favorecen los amarillos: se recomiendan para las personas hipermétropes.
- Los cristales grises *filtran bien los infrarrojos*. Se recomiendan para su uso en países con climas cálidos. Están diseñados para no distorsionar, ni siquiera ligeramente los colores.

Ten cuidado de no comprar gafas baratas y, a menudo, de mala calidad. Un cristal mal diseñado puede provocar deformaciones (especialmente peligrosas para un esquiador), irritaciones y enrojecimiento ocular, dolores de cabeza.

Las lentes fotocromáticas se oscurecen con la luz y se aclaran en la oscuridad. Las antiguas «fotograys» (inventadas por Corning Glass Works en 1964), que contenían haluro de plata, perdían su capacidad de oscurecerse y debían reactivarse colocándolas una noche en el congelador. Las lentes actuales no tienen este inconveniente.

Las nuevas lentes fotocromáticas Serengeti de Corning Optics tienen un tratamiento antirreflejos. Absorben los infrarrojos y el 99 % de los rayos ultravioleta. Un filtro elimina el componente azulado responsable del deslumbramiento causado por la niebla. Todo ello sin distorsionar los colores. Por último, un elemento polarizador aumenta la nitidez de los contornos y elimina los reflejos. Las monturas disponen de un puente ajustable y patillas regulables equipadas con bisagras de tuercas autoblocantes. Existen tres modelos (Drivers, Vermillon y Strata) destinados a conductores, deportistas, pescadores.

Polarizadas y «espejadas»

La mayoría de las lentes polarizadas son Polaroid, comercializadas actualmente por Buchmann. La luz es comparable a una onda que vibra en varios planos. Las lentes polarizadas enderezan la luz, obligándola a vibrar en un solo plano, lo cual elimina los reflejos.

Un comentario sobre las lentes espejadas. Protegen en un 92 % contra el deslumbramiento y dejan pasar entre un 5 y un 10 % de la luz. Las lentes espejadas degradadas están diseñadas para la conducir, ya que la parte inferior de la lente, neutra, permite leer los símbolos e indicadores del salpicadero. Las lentes con doble degradado están pensadas para la montaña: la lente protege del deslumbramiento en la parte superior y del reflejo en la parte inferior, mientras que la parte central, neutra, permite ver bien delante de uno.

Cómo elegir una montura

• En los niños

Yves-Joseph Sabban, especialista en la fabricación de monturas para niños, explica a las madres:

«Las monturas para niños deben ser, ante todo, ligeras y resistentes. El puente nasal, compuesto por dos placas de silicona, es intercambiable, ya que la silicona amarillea y se seca con el tiempo. Esta silicona tiene la propiedad de evitar que las gafas se deslicen por la pequeña nariz de los niños. Esto les impide hacer trampa mirando por encima. Los nuevos puentes nasales de silcoflex tienen una estructura metálica que se adapta perfectamente a la forma de la nariz. Una goma elástica ajustable pasa por detrás de la cabeza, sujeta a los extremos de las patillas. Impide que las gafas se caigan sin hacer daño al niño. En efecto, las patillas de las gafas nunca deben doblarse detrás de las orejas como en los adultos. Las madres deben saber que esto podría dañar la piel detrás de las orejas».

Siempre con el objetivo de reforzar la seguridad, Lynx Optique comercializa unas gafas sin bisagra al inicio de las patillas; es la flexibilidad de la montura la que permite que se doblen lo suficiente. De hecho, es la bisagra la que con más frecuencia provoca lesiones en el arco superciliar en caso de un golpe.

• En el caso de los adultos

¡Adultos, vosotros también tenéis que elegir bien vuestra montura! Lamentablemente, los fabricantes prefieren multiplicar las formas en detrimento de la elección del ancho de la nariz y la longitud de las patillas. Por lo general, hay dos anchos de nariz y dos longitudes de patillas disponibles. Lo cual es poco. Prestad atención a la hora de elegir el puente y pedid al óptico que ajuste la parte de la patilla que rodea la oreja.

La montura puede ser de madera preciosa, carey, metal (monel, alpaca, acero inoxidable, bronce, titanio), plástico (acetato de celulosa, poliamida, optyl, fibra de carbono). También hay disponible una mezcla de titanio y níquel con memoria de forma.

Puedes elegir también una montura con cristales de sol, para conducir de noche o para leer. La montura puede adaptarse en *flip-up,* sujeta por una pinza con bisagra, o en *clip-on,* que se engancha a la montura.

Alain Morino, contactólogo, explica: «De los 55 millones de franceses, hay *22 millones que llevan gafas y apenas 1 500 000 que llevan lentes de contacto,* lo que nos sitúa por detrás de Estados Unidos, Japón y muchos otros países europeos. Sin embargo, los avances en los materiales y técnicas para las lentes blandas o semirrígidas permeables al oxígeno permiten ahora todo tipo de correcciones y un confort óptimo».

La lente de contacto se coloca directamente sobre el ojo. Su cara posterior descansa sobre la córnea. Está diseñada de tal manera que las lágrimas circulan entre ella y la córnea. Su cara anterior es más o menos curva según la potencia óptica que se le quiera dar. Los bordes deben estar perfectamente estudiados para que sean tolerados por la córnea y dejen circular la película lacrimal. Por último, el diámetro de la lente puede variar en función de los requisitos de adaptación.

Los diferentes tipos de lentes de contacto

Las lentes de contacto se dividen en rígidas y blandas.

Lentillas rígidas
Éstas conservan su forma permanentemente.

a) Las duras son las más antiguas. Son gruesas y de gran diámetro.
b) Las flexibles se deforman ligeramente al pellizcarlas y suelen ser de tamaño pequeño.
c) Las híbridas se asemejan a las flexibles por su finura y comodidad, y a las duras por su diámetro.

Entre las rígidas, algunas son impermeables al oxígeno (lentes de polimetacrilato de metilo lineal, o PMMA, o de PMMA reticulado, PMMA mezclado con dimetacrilato de etilenglicol o DMEG). Otras son permeables al oxígeno y están compuestas de PMMA asociado a acetobutirato de celulosa, o CAB, o a un derivado de la silicona. Otras son de hidrogel.

Lentillas blandas
Se doblan fácilmente. Se distinguen tres tipos:

a) *Las clásicas,* bastante gruesas y de gran diámetro.

b) *Las lentillas de «diámetro corneal»* (a veces un poco más grandes que el diámetro corneal), más pequeñas y finas, lamentablemente se desplazan con bastante facilidad.

c) *Las ultrafinas,* muy flexibles, se adaptan a muchas formas de ojos, pueden ser recetadas incluso cuando la secreción de lágrimas es algo baja y resultan cómodas. Sin embargo, el usuario a veces tiene dificultades para manipularlas.

Entre las flexibles, algunas son *hidrófilas,* es decir, capaces de absorber una cierta cantidad de agua o de lágrimas. Cuanto más hidrófila es una lente, más permeable es al oxígeno (pero quizá un poco menos resistente y de buena calidad óptica). Las demás lentes blandas son *hidrófobas.* Fabricadas con silicona, son muy permeables al oxígeno. Deben ser tratadas en su superficie para crear una delgada capa hidrófila que les permita descansar sobre la córnea. Esta última es frágil y la lente se desgasta bastante rápido.

Las lentes que más se utilizan actualmente en Francia son las lentes *blandas hidrófilas* y (aunque cada vez menos) las *semirrígidas permeables al oxígeno.*

Lentillas esclerales

Hoy en día ya casi no se utilizan.

Lentillas y deporte

Si eres deportista, éstas son las lentillas recomendables:

ATLETISMO: si es posible, lentillas blandas.

GIMNASIA: son preferibles las lentillas blandas. Se requiere una buena agudeza visual y una buena visión binocular.

HALTEROFILIA: es necesaria una buena agudeza visual y una buena visión binocular.

DEPORTES AÉREOS: la agudeza visual debe ser absolutamente perfecta. En ocasiones se permite la corrección con gafas o lentillas.

DEPORTES ACUÁTICOS: son preferibles las lentillas blandas, especialmente para el buceo, la vela y la pesca deportiva.

DEPORTES DE PELOTA (FÚTBOL, BALONMANO, VOLEIBOL...): es preferible la corrección con lentillas blandas, especialmente en el fútbol y el *rugby*, donde no es posible llevar gafas.

DEPORTES DE CONTACTO: es necesario tener una buena visión binocular. El uso de gafas es naturalmente imposible. Las lentillas blandas son preferibles a las duras.

Deportes ecuestres: se necesita una buena agudeza visual y visión binocular. Mejor las lentillas blandas.

Artes marciales y afines: excelente agudeza visual indispensable. Lentillas blandas, especialmente en esgrima (y en la caza).

Deportes mecánicos: se requiere una excelente agudeza visual, especialmente en la Fórmula 1, el ciclismo y el motonáutico. Se pueden utilizar gafas y lentillas blandas.

Deportes de montaña: son preferibles las lentes blandas, especialmente en el esquí. Se requiere una buena agudeza visual en el alpinismo y el esquí. También es necesaria una buena visión nocturna en espeleología.

Deportes de sala: se requiere una agudeza visual muy buena, especialmente para el tenis, el *squash* y el golf. Las lentillas blandas son preferibles para el *hockey*.

¿Cómo adapta el contactólogo las lentillas?

Un examen oftalmológico permitirá determinar si es posible el uso de lentillas. Es indispensable realizar un buen examen clínico para determinar el tipo de lentillas adecuado y calcular la refracción del paciente. A continuación, la adaptación debe realizarse en la consulta del médico. El óptico que prescribe lentillas sin control médico expone a su cliente a complicaciones médicas que no puede diagnosticar ni tratar.

Este primer examen comienza con un cuestionario sobre:

— deportes;
— actividad profesional;
— entorno laboral, lugares de estancia o de viaje;
— horas de acostarse;
— cuidados de higiene que es capaz de realizar;
— razones por las que solicita lentillas;
— antecedentes de enfermedades oculares, dentales, otorrinolaringológicas;
— alergias conocidas;
— embarazo en curso;
— toma de medicamentos que puedan secar las lágrimas;
— enfermedades generales.

Además de los pasos de cualquier examen oftalmológico minucioso, el médico realizará:

— una *queratometría* o medición de los radios de la córnea y del diámetro corneal;
— una *refracción:* medición de la fórmula de las lentes necesarias para recuperar, en la medida de lo posible, la agudeza visual a 10/10;
— a veces una *estesiometría:* medición de la sensibilidad corneal con un estesiómetro cuyo extremo está equipado con un pelito rígido de longitud variable;

- un examen con lámpara de hendidura *(véase* la página 39);
- un examen de la película lacrimal;
- cálculo del tiempo de ruptura lagrimal *(break up time,* en inglés, o BUT) tras la instilación de una gota de fluoresceína: bajo luz azul verdosa, la córnea aparece uniformemente verde; se rompe en varios puntos, normalmente en 25-30 segundos, pero a veces antes si el ojo está seco;
- la prueba de Schirmer consiste en anestesiar la córnea con una gota de novocaína y luego colocar una fina lengüeta de papel secante sujeta por un pliegue en el párpado inferior: normalmente, en 3 a 5 minutos el papel se moja en cuatro o cinco divisiones;
- una medición del tono ocular que contribuye a la detección del glaucoma;
- un examen oftalmoscópico con un cristal de tres espejos que permite detectar lesiones en la retina de los miopes y tratarlas con láser antes de que se produzca un posible desprendimiento.

Al final de este examen, el médico sabe si es imposible llevar lentillas (ojo seco, infecciones crónicas del ojo), si debe retrasarse (alergia, embarazo, infección general), si la persona debe recibir formación previa (higiene de las manos, mantenimiento de las lentillas, uso).

Se realiza una primera prueba con las lentes elegidas del tipo y la potencia necesarios. Después de una hora de uso, se pregunta:

- si el sujeto lee correctamente de cerca y llega a 10/10 de lejos: es posible que tenga una visión ligeramente borrosa durante un tiempo;
- si no experimenta ninguna sensación de incomodidad: visión nítida, campo visual ampliado;
- se comprueba que el ojo no sufre por el contacto con la lente: ausencia de enrojecimiento de la conjuntiva, de lesiones en la córnea, lente bien centrada que deja pasar suficientes lágrimas por debajo. Para ello, se pone una gota de fluoresceína en cada ojo: las lágrimas se vuelven fluorescentes con una luz azul verdosa. Las zonas oscuras no reciben suficiente oxígeno y corren el riesgo de sufrir lesiones. Este procedimiento sólo es posible con lentes rígidas y no con lentes hidrófilas, que pueden impregnarse definitivamente de fluoresceína. (Existe un preparado, el Fluorexon, que contiene macromoléculas poco difusibles, que no tiñe las lentes con baja o media hidrofilia).

Se finaliza el examen con una nueva medición de la agudeza visual. Si el resultado no es perfecto, se realiza una segunda prueba en las mismas condiciones que la primera.

Ventajas e inconvenientes de las lentillas rígidas y flexibles

Lentillas rígidas

VENTAJAS

– no se deforman, por lo que ofrecen una mejor calidad óptica;
– «absorben» los astigmatismos leves;
– más fáciles de manipular;
– fácil mantenimiento;
– posibilidad de retoques en laboratorio para su adaptación;
– pueden durar hasta unos diez años;
– en caso de sequedad ocular leve, se pueden llevar igualmente;
– en caso de miopía patológica, las lentes rígidas pueden frenar en ocasiones su evolución.

INCONVENIENTES

– son un poco más caras que las blandas;
– al principio hacen llorar los ojos y provocan una visión «borrosa»;
– requieren acostumbrarse a ellas y resultan molestas al principio. Requieren volver a acostumbrarse a ellas si no se han usado varios días seguidos;
– permiten que el polvo arrastrado por el viento se cuele por debajo;
– se caen con mayor facilidad, pero sobre todo cuando se practica deporte;

- no se pueden llevar si se practican deportes acuáticos (esquí acuático, buceo, etcétera);
- son más agresivas para el epitelio y la conjuntiva de los párpados.

Lentillas blandas

VENTAJAS
- comodidad;
- fácilmente toleradas por el ojo;
- buena adherencia, rara vez se caen;
- pueden ser utilizadas por deportistas, excepto en deportes acuáticos;
- se pueden llevar de forma irregular.

INCONVENIENTES
- resultados ópticos a veces variables;
- no corrigen astigmatismos importantes (lentes esféricas);
- dificultad para manipularlas, mantenimiento bastante complejo, pero cada vez más sencillo;
- posibilidad de depósitos en la cara externa a pesar de un buen mantenimiento;
- vida útil de 1 a 3 años;
- coste a tener en cuenta para el mantenimiento;
- se secan en climas cálidos y secos, bajo el efecto del aire acondicionado;
- no frenan la miopía patológica.

Aproximadamente una semana después de la compra de las lentillas, se realiza un control tras seis horas de uso. Si es necesario realizar algún cambio, las lentes se pueden sustituir gracias a una garantía ofrecida en la mayoría de los casos por los profesionales (contactólogos o laboratorios ópticos).

A distancia, los controles continuarán con una frecuencia anual para verificar el estado de las lentillas y, sobre todo, de la córnea.

¿Cómo se colocan y se quitan las lentillas?

En cualquier caso, debes manipular tus lentillas una por una con las manos limpias y las uñas cortas, sobre una superficie plana y limpia.

Para las lentillas blandas

1. Lávate las manos con jabón de Marsella o con un producto especial. Acláralas bien con un paño que no suelte pelusa o un pañuelo de papel.
2. Siéntate al borde de una mesa bien iluminada y cubierta con un mantel oscuro. Coloca frente a ti un espejo inclinado y tu material de limpieza.
3. Primero, saca la lentilla del ojo más débil y comprueba que no está colocada al revés.
4. Sostén la lente con la mano izquierda y enjuágala abundantemente. A continuación, colócala sobre el dedo índice derecho.
5. Mantén el ojo abierto con el dedo medio de la mano izquierda, que sujeta el párpado superior, y el dedo

medio de la mano derecha. Mira al frente y coloca la lente sobre la córnea. (También puedes mirar hacia abajo y colocar la lente sobre la conjuntiva y luego parpadear para que se centre en la córnea).

6. Para quitarte las lentillas, mantén el ojo abierto con el dedo medio de la mano izquierda, colocándolo sobre el párpado superior y mira fijamente al espejo. Coloca el índice y el dedo medio de la mano derecha a ambos lados de los bordes de la lente y acércalos suavemente para colocar la lente. (También puedes tirar del párpado inferior con el dedo medio de la mano izquierda y colocar la yema del índice sobre la lente para deslizarla). En cualquier caso, tus uñas no deben tocar ni la lente ni el ojo.

Para las lentillas rígidas

Los pasos 1 y 2 igual que para las blandas.

3. Coloca la lentilla sobre la yema del dedo índice de la mano derecha y vierte una gota de lubricante.
4. Inclina la cabeza y baja el párpado inferior con el dedo medio de la mano derecha. Mira al frente y coloca la lentilla.
5. Centra la lentilla si es necesario presionando con el dedo índice el borde inferior del párpado.
6. Para quitarte las lentillas:
- inclina la cabeza hacia el espejo. Tira de los párpados con el dedo índice colocado en tu extremo izquierdo, tirando hacia fuera. Parpadea con fuerza, y la lentilla caerá;

- o coloca los dos dedos índices en el borde de ambos párpados. Presiona ligeramente el ojo acercando el borde de los párpados al de la lentilla;
- o utiliza una pequeña ventosa especial.

La corrección mediante lentillas

Lentillas para astigmáticos

Las personas con astigmatismo pueden usar lentillas de contacto. No es necesario corregir el astigmatismo cuando es leve, ya que la corrección de la miopía o la hipermetropía asociada es suficiente para recuperar una agudeza visual satisfactoria.

El contactólogo puede utilizar lentes rígidas o lentes tóricas blandas.

De hecho, las lentillas rígidas esféricas, cuando se colocan sobre un ojo astigmático, tienden a inclinarse hacia abajo y pierden el contacto con la mitad superior de la córnea. Sin embargo, las lágrimas se acumulan en el intersticio. Dado que el índice de refracción de las lágrimas es bastante similar al de la lentilla, el conjunto lentilla + las lágrimas situadas entre la lente y la córnea forma un sistema óptico que proporciona una buena corrección.

Las lentillas tóricas blandas son el equivalente a una lente cilíndrica utilizada para corregir el astigmatismo.

Estas lentillas están perfiladas y lastradas de manera que no giren sobre sí mismas como la aguja de un reloj.

Las lentillas tóricas son ligeramente más caras, pero suelen ser la mejor solución.

Lentillas para la presbicia

La corrección de la presbicia es posible mediante diversos sistemas.

• La visión combinada

Es una solución ingeniosa que consiste en adaptar cada ojo de forma diferente: uno para ver de lejos y otro para ver de cerca. En cada momento, según la distancia del objeto que se esté mirando, sólo se utiliza una lente. Este desequilibrio intencionado no es adecuado para todo el mundo, sobre todo si la presbicia es superior a 2 dioptrías.

• Las lentillas bifocales

Pueden ser rígidas o blandas. Su principio es exactamente el mismo que el de las gafas bifocales, pero su tasa de éxito es baja: ¡cerca del 5 %!

– Lentillas rígidas: cuando el ojo mira a lo lejos, los rayos visuales atraviesan la parte central de la lentilla cuya potencia óptica está calculada para ver nítidamente a esa distancia.

Cuando la persona baja la vista para leer, la lentilla retenida por el párpado superior se desplaza hacia la córnea. Los rayos visuales pasan por la parte inferior de la lentilla cuya potencia óptica es superior. Se utilizan poco.

– Lentillas blandas con franjas concéntricas: la parte central de la lentilla está pensada para la visión de lejos, la periferia para la visión de cerca. Se forman dos imágenes de forma permanente: una nítida y otra borrosa. El cerebro selecciona la que le conviene y borra la otra. Otras lentillas blandas se fabrican con el mismo sistema que las lentillas rígidas bifocales, pero son más cómodas.

• La lentilla C2

En 1964, R. Bonnet, del Museo de Historia Natural, observó un fenómeno curioso: las personas afáquicas que llevaban lentes eran capaces de leer la hora en su reloj sin gafas para ver de cerca. ¡Y, sin embargo, no eran présbitas, ya que carecían de cristalino y, por lo tanto, de acomodación!

Solución: la periferia de sus lentes era el lugar donde se producían las anomalías. En otras palabras, la potencia óptica era mayor allí. Conocemos el mecanismo de la acomodación necesario para la visión de cerca *(véase* la página 34).

La lente C2 de nueva generación permite equipar con éxito al 70 % de las personas présbitas. Se basa en el principio de la «visión simultánea».

El señor Vinzia, director del laboratorio de óptica de Precilens, es uno de los coinventores de este descubrimiento francés. Él explica: «La lentilla C2 es una lente progresiva, al igual que las lentes de las gafas progresivas: su potencia óptica aumenta desde la periferia hacia el centro. En cada momento, se proyectan en la retina varias imágenes de un mismo objeto, una de las cuales es nítida».

La diferencia con una lente bifocal salta a la vista. La pupila ya no se desplaza detrás de la lente. Ésta tiene un perfil particular que permite un buen paso de las lágrimas y, vista en sección transversal, es similar a un aro. Pero, ¿cómo es posible que varias imágenes en la retina den una sola imagen en el cerebro? Una vez más, lo cual ya no nos sorprende, es el cerebro el que elimina las imágenes borrosas que no se pueden utilizar. Los receptores de los músculos del cuello proporcionan información interesante sobre una posible inclinación de la cabeza hacia delante para leer. Otros receptores del oído interno, del tacto y de los oídos también intervienen.

La lentilla C2 facilita el trabajo frente a la pantalla. Se observa una ligera pérdida de agudeza visual a distancia. Es necesaria una buena iluminación, pero es posible conducir de noche con ellas. Última pequeña precisión: en verano, cuando hay mucha luz, se recomienda llevar gafas de sol. Por desgracia, no todo el mundo tiene un cerebro capaz de procesar la imagen con tanta eficacia. Para tener éxito, es necesario ser muy consciente de las ventajas y desventajas de la C2 y disponer de un tiempo de adaptación que, en ocasiones, puede llegar a ser de hasta un mes.

Lentes para afáquicos

Los pacientes operados de cataratas pueden corregir su visión con gafas o con lentillas. Un paciente operado de cataratas se denomina afáquico porque su ojo carece de cristalino.

La solución con gafas no es la mejor. En primer lugar, porque las gafas son pesadas y tienen cristales antiestéticos con forma de «fondo de botella». Reducen el campo visual y, en ocasiones, distorsionan los objetos, que al mirarlos por el rabillo del ojo parecen borrosos y parecen precipitarse hacia el campo visual central, más nítido. Una persona mayor que se pone gafas para afaquia por primera vez se desorienta durante un tiempo y corre el riesgo de caerse o incluso de sufrir una fractura.

Además, cuando sólo se opera un ojo, es necesario tapar el ojo no operado con un parche. Esto se debe a que la imagen que proporcionan las gafas para afáquicos es un cuarto más grande que la que proporciona el otro ojo, y el cerebro ya no es capaz de fusionar las dos imágenes (ojo derecho y ojo izquierdo) en una sola.

Hoy en día, el oftalmólogo prefiere sustituir el cristalino por un implante intraocular colocado durante la intervención quirúrgica. Si no se ha podido colocar el implante, las gafas para afáquicos sólo se utilizan en caso de fracaso del equipamiento con lentes.

Las lentes en los afáquicos permiten eliminar la sensación de deformación, el estrechamiento del campo visual y otros inconvenientes de las gafas. Cuando sólo se opera un ojo, la lente no provoca un aumento de la imagen del lado operado y el cerebro sigue fusionando sin dificultad las imágenes proporcionadas por ambos ojos.

Para las personas mayores que temen el complicado mantenimiento de las lentillas o que son incapaces de ponérselas por sí mismas, existen lentillas de uso prolongado.

Por la noche, la córnea, que durante el día se beneficia del oxígeno del aire, queda cubierta por los párpados en un ambiente que contiene tres veces menos oxígeno, mientras que las lágrimas son menos abundantes. El uso de lentes de uso prolongado que permanecen en su sitio durante la noche conlleva un mayor riesgo de complicaciones, en particular de infección de la córnea.

El contactólogo será especialmente estricto en lo que respecta al control: secreción de lágrima suficiente, ausencia total de infección, etcétera. Es necesario un seguimiento médico regular. Además, los afáquicos deberán consultar antes en caso de enrojecimiento del ojo, molestias visuales, irritación o dolor, sensación de halo de color alrededor de las fuentes de luz.

Lentes de contacto de color y solares

Las lentillas de color permiten ocultar ciertos defectos o cambiar el color de los ojos. Existen tres tipos:

- las lentillas blandas transparentes;
- las lentillas blandas con iris tintado;
- las lentillas blandas semitransparentes.

Desde el punto de vista médico, el contactólogo propone a las personas que padecen aniridia (ausencia total o parcial del iris) lentillas con iris tintado. Estas lentillas no son transparentes. Eliminan el deslumbramiento y, en ocasiones, también incorporan una corrección óptica en su parte central. El iris atrofiado, las cataratas inoperables con reflejo blanquecino y las cicatrices de la córnea también son, en ocasiones, indicaciones médicas. El resultado estético no es perfecto, ya que da una impresión de ojo un poco sobresaliente.

Pero quizá simplemente desees cambiar el color de tus ojos. Las lentillas blandas transparentes, tintadas en masa, permiten modificar el tono del color de tus ojos. El tono de la lentilla se superpone al del iris. El azul claro se vuelve verde o azul intenso. El iris marrón se vuelve negro o dorado. En cambio, las lentes semitransparentes cambian completamente el color de los ojos sin dar ese aspecto sobresaliente o artificial de las lentes con iris tintado. También existen lentes de contacto solares que ofrecen una protección relativamente eficaz para esquiadores y regatistas. De hecho, las gafas cubiertas de salpicaduras de agua dificultan más que facilitan la visión. Sin embargo, la filtración de los rayos ultravioleta es ligeramente inferior a la de las gafas de sol.

¿Cómo cuidar tus lentillas?

Los pasos

El mantenimiento de las lentes consta de varios pasos:

- la limpieza, que elimina los depósitos acumulados en su superficie;
- la descontaminación, que elimina los microbios presentes en la lente;
- el remojo de las lentillas cada vez que no se utilicen, especialmente por la noche;
- el enjuague, para eliminar el producto de limpieza que pica un poco en los ojos;
- la lubricación, para que la colocación y el uso de las lentes sean más cómodos.

Las técnicas

- Para las lentillas blandas
  - La limpieza preserva la calidad de la lente y permite que sea bien tolerada. Facilita la segunda etapa, la descontaminación. Se debe utilizar suero fisiológico (una solución de cloruro sódico) o un producto limpiador especial y frotar la lente entre las yemas de dos dedos.

    Es necesario limpiarlas a diario. Además, periódicamente, es necesario realizar una desproteinización con un producto enzimático activo sobre las proteínas. A continuación, se limpia con suero fisiológico y se desinfecta.

- La descontaminación puede ser oxidante o no:
  * método oxidante: las lentillas se sumergen en agua oxigenada durante treinta minutos y luego en una solución neutralizante durante cuatro horas;
  * método no oxidante: las lentillas se sumergen en una solución antiséptica durante siete horas como mínimo.

La descontaminación también puede realizarse mediante calor. Sin embargo, el calor puede cocer las proteínas depositadas en la superficie de la lente: utilízalo sólo en las lentes totalmente limpias y desproteinizadas dos veces por semana.

- El remojo: la lente desinfectada se conserva en una solución de remojo mientras se espera para colocarla. Algunos productos aseguran tanto la desinfección como el remojo.
- El enjuague: consiste en eliminar los productos de limpieza, desinfección y remojo antes de colocar las lentes. Se realiza con suero fisiológico estéril.

En algunos casos, se pueden lubricar las lentillas antes de colocarlas.

- Para las lentillas rígidas
  El mantenimiento es bastante similar:
  - limpieza diaria, desproteinización regular si la lente es permeable al oxígeno;
  - descontaminación no oxidativa;
  - enjuague;

- lubricación de la cara interna de la lente antes de su colocación;
- remojo.

Se están estudiando nuevos métodos de mantenimiento destinados a una simplificación del proceso.

Un nuevo capítulo en la historia
de la contactología: las «desechables»

Acuvue es la primera lente desechable disponible en el mundo. Se recomienda su uso continuo durante una semana. Su aparición en Francia se remonta a enero de 1989. Es un producto de Vistakon, una filial de Johnson & Johnson, conocida sobre todo en Francia por fabricar Tricosteril. En 1983, la empresa compró y desarrolló una patente registrada por un oftalmólogo y un óptico daneses.

Aprobada en Estados Unidos en diciembre de 1986 por la Food and Drug Administration (FDA), Acuvue cuenta con una doble homologación como lente desechable y para su envase estéril. Esta «desechable» se lanzó en Estados Unidos durante los Juegos Olímpicos de Seúl mediante publicidad televisiva. Una estrategia bien elegida para una lente que quiere transmitir una imagen de libertad, juventud y modernidad.

La originalidad de Acuvue reside en su proceso de fabricación mediante el moldeado de un material hidrófilo. Éste se mantiene hidratado durante todo el ciclo de fabricación. De este modo, se evitan las irregularidades que se producen con los procesos tradicionales. Otro punto a destacar: aunque la hidrofilia es sólo del 58 %, el grosor de la lentilla es tal que la permeabilidad al oxígeno es una de las mejores entre las «flexibles». Consecuencias: reproducibilidad casi total. Al cambiar de lentilla cada semana, tendrá la cómoda sensación de ponerse exactamente las mismas lentillas que la semana anterior. Debido a su duración, las lentes desechables se llenan de muy pocos depósitos. Por último, la manipulación se reduce al mínimo, no hay riesgo de alergias ya que no se utilizan productos de mantenimiento y se ahorra tiempo al evitar perder cinco días al año en manipulaciones diversas. Acuvue está disponible para el 80 % de las personas miopes sin astigmatismo de entre -0,50 y -6 dioptrías con un diámetro de 14 milímetros. La queratometría y la prueba de la lente permiten determinar si dicho diámetro es adecuado para el usuario.

Acuvue sólo se prescribe por indicación médica. El oftalmólogo sólo selecciona a los miopes cuya puntuación en la prueba de Schirmer es igual o superior a 3 y cuyo BUT sea de al menos veinte segundos (*véanse* las explicaciones en la página 71). El oftalmólogo es el único que puede juzgar si el producto se adapta a su paciente. Para ello, dispone de una caja de prueba con todas las potencias disponibles. Si considera que Acuvue es adecuado para su paciente, las prueba colocándoselas. Se vuelve a examinar al usuario unas horas después de la colocación, a veces al día siguiente y una semana más tarde. Un primer estudio realizado con 1 066 pruebas muestra que los oftalmólogos tienen una buena opinión de Acuvue en un 90 % de los casos. Y el 70 % de los profesionales encuestados considera que la lente es fiable desde el punto de vista médico (siempre que se seleccionen y supervisen los usos).

El usuario se pone las lentillas un día fijo de la semana, por ejemplo, los lunes. Es útil disponer de suero fisiológico estéril en dosis individuales para humedecer las lentillas por la mañana, si se «pegan» a la córnea. Esta sensación anómala debe desaparecer en cinco a diez minutos. Seis días y medio más tarde (en este caso, el domingo por la noche), se tira la lente: ¿siente dolor o cualquier sensación entraña en el cuerpo, como el ojo rojo? Ante la más mínima duda, no debe ponerse una lentilla nueva y debe consultar rápidamente al oftalmólogo.

En la práctica, la mayoría de las personas que usan lentillas de renovación mensual se las quitan al final del día. La ventaja para la córnea es apreciable (menos queratina y mayor comodidad), mientras que la molestia de la manipulación parece cada vez menos tediosa con el tiempo.

Posibles complicaciones

Deben prevenirse en la medida de lo posible mediante un cuidado minucioso de las lentillas, y pueden afectar tanto a la lente… como al ojo.

La lentilla blanda puede ser sede de depósitos: velo blanquecino de proteínas, depósitos de cal debido al agua del grifo, óxido, cálculos, hongos, o pueden rayarse o romperse, especialmente en los bordes. De ahí la importancia de una limpieza con un aparato profesional en el contactólogo cada seis meses.

El ojo puede irritarse al entrar en contacto con productos de limpieza tras un enjuague incorrecto, la córnea puede rayarse o incluso ulcerarse. El maquillaje sin precauciones es fuente de molestias. Las lentillas, al envejecer y perder flexibilidad, pueden volverse demasiado planas o ajustadas y provocar un edema corneal. Por último, las infecciones son frecuentes. La mayoría de estos problemas se pueden prevenir con un cuidado meticuloso.

Todas estas complicaciones obligan a dejar de usar las lentes de forma temporal pero inmediata, de ahí la necesidad de tener o conservar las antiguas gafas. Además, es una obligación legal si se conduce. Tu contactólogo redactará un certificado en el que indicará que utilizas lentillas y que tu agudeza visual es suficiente. Debes poder presentar unas gafas complementarias en caso de control.

La Prefectura de Policía de París utiliza la siguiente afirmación: «Permiso expedido bajo la condición de usar lentes correctoras: gafas o lentillas de contacto». Es responsabilidad del propio conductor hacer que le pongan este sello en su carnet de conducir.

Algunos trucos

VIAJES: en altitud, protégete los ojos con gafas de sol. La escasez de oxígeno en el aire favorece las complicaciones. En los aviones, ten cuidado con el aire seco, quítate las lentillas, especialmente si vas a dormir. Durante la exposición al sol, utiliza lágrimas artificiales. Durante las sesiones de bronceado artificial, quítate las lentillas. Cuando el aire sea seco y cálido o en caso de aire acondicionado, utiliza lágrimas artificiales.

SUEÑO: si duermes con las lentillas puestas, comprueba antes de quitártelas que se mueven con facilidad. De lo contrario, corres el riesgo de arrancar parte del epitelio. Lo mismo se aplica antes de una intervención quirúrgica: quítate las lentillas antes. Si te olvidas de hacerlo, la enfermera te las quitará después de enjuagar ambos ojos con suero fisiológico.

LIMPIEZA: ten cuidado con los aerosoles. Las partículas del producto vaporizado permanecen en el aire durante unos instantes y pueden depositarse y dañar tus lentillas. En la cocina, en caso de salpicaduras de grasa, quítate las lentillas, lávalas con suero y llévalas al laboratorio para que las limpien a fondo.

HIGIENE: cierra los ojos cuando te duches. En la piscina, no abras los ojos bajo el agua o utiliza gafas de natación. Quítate las lentillas en la peluquería cuando te apliquen laca y bajo el casco.

TEN SIEMPRE CONTIGO UN PAR DE GAFAS Y TU ESTUCHE LLENO DE PRODUCTOS DE LIMPIEZA RECIENTEMENTE

REPUESTO: en caso de control policial mientras conduces, en caso de infección con ojos rojos y pegados por la mañana… En este último caso, quítate las lentillas y no te las vuelvas a poner sin la autorización de tu médico.

IV

Soluciones actuales

Cataratas (con emetropización)

La opacidad del cristalino se denomina «catarata» (en griego: «caigo desde arriba») porque los médicos de la Antigüedad creían que la catarata se debía a un «humor» que caía sobre el cristalino para enmascarar su lado anterior. La sustitución del cristalino por un implante artificial permite corregir un defecto visual.

INDICACIONES

Cualquier catarata que moleste gravemente al paciente en su vida profesional o personal debe ser operada.

¿Vive el paciente solo? ¿Ve la televisión, lee los periódicos, puede caminar y desplazarse al aire libre para dar paseos o hacer la compra? ¿Tiene a su cargo a un cónyuge enfermo? ¿Conduce? Son muchas las preguntas que permiten determinar si la intervención es necesaria, aportando información tan importante como las cifras de la agudeza visual y el estado de la retina en el examen clínico y ecográfico. También hay que tener en cuenta las afecciones asociadas y la edad del paciente. Por lo general, se trata de adultos mayores de setenta años. Debe tenerse en cuenta tanto la visión de cerca como la de lejos.

¿Es necesario colocar un implante, una lente artificial? Casi siempre. Sin embargo, en el caso de los pacientes diabéticos, algunos cirujanos evitan colocar un implante para poder, si fuera necesario, realizar un tratamiento láser de la retina que el implante impediría. En el caso de la miopía alta, un implante es innecesario porque la potencia óptica ya es demasiado alta. Por el contrario, la ausencia de cristalino contribuirá a devolverle una visión normal. Por último, cuando el endotelio que recubre la cara interna de la córnea tiene muy pocas células, eso es un motivo para no colocar un implante. Porque este cuerpo extraño no es inocuo y su presencia sólo puede reducir aún más el número de células.

¿Cuál deberá ser la potencia del implante? Es posible calcularla de antemano gracias a la ecografía unidimensional. El ecógrafo mide el diámetro anteroposterior del cristalino. Un sencillo cálculo proporciona la potencia deseada del implante. El cirujano puede ajustar el cristalino para una visión nítida de lejos o de cerca, según prefiera. Incluso existen implantes multifocales progresivos.

Recordemos que el cristalino es similar a un pequeño disco con una envoltura frágil, la «cápsula», que rodea el «material» y tiene en su centro un «núcleo» más duro (*véase* la página 22 y siguientes).

En caso de extracción extracapsular, la cápsula posterior se deja en su sitio. Sólo se extraen la cápsula anterior y el material cristalino.

Una vez extraído el cristalino, el asistente saca el implante de su estuche y lo lava. A continuación, inyecta suero en la cámara anterior, que generalmente se ha vaciado de su contenido y se ha colapsado sobre sí misma. El cirujano agarra el implante por una de sus patas (o hápticas) con unas pinzas y lo introduce en el interior el ojo.

En algunos casos de rotura de la parte posterior de la cápsula con salida del vítreo, el cirujano puede tomar la decisión de no colocar un implante, lo que aumentaría la reacción inflamatoria postoperatoria. Posteriormente, el paciente será corregido con gafas o con una lente de uso permanente.

En los niños se utiliza un victréctomo. El cristalino del niño no tiene un núcleo duro como el del adulto. Se va desgastando poco a poco hasta eliminarlo por completo.

La *facoemulsificación* es el procedimiento de extracción extracapsular de referencia en la actualidad. Se inventó hace unos treinta años en Estados Unidos. El doctor Marc Weiser, que utiliza esta técnica desde sus inicios, explica: «El aparato cuenta con una sonda que actúa como un martillo neumático cuyo extremo tiene un sistema de irrigación y aspiración y que permite perforar el núcleo del cristalino. Poco a poco, éste se emulsiona, se licua y se aspira hacia fuera a través de una pequeña incisión de 2 a 3 milímetros».

RESULTADOS

Al día siguiente, el cirujano vendrá a retirar él mismo el vendaje y realizará su primer examen junto a la cama. En primer lugar, con un poco de suero y pequeños bastoncillos de algodón, retira el vendaje, limpia el ojo y elimina las secreciones adheridas a la base de las pestañas.

SEGUIMIENTO

La llevará a cabo su propio cirujano al principio y, posteriormente, su oftalmólogo, si es que este último no ha sido quien le ha operado.

En cada consulta, se mide la agudeza visual tras la corrección. Se calcula el astigmatismo. El médico examina la córnea y la cicatriz, comprueba que no haya inflamación en la cámara anterior, mide el tono ocular, evalúa la dilatación de la pupila y el estado del brillo pupilar. Examina la parte central de la retina.

La agudeza visual se recupera con bastante rapidez. Sin embargo, a veces hay que esperar hasta 3 o 4 semanas antes de poder evaluar la agudeza visual definitiva. En algunos casos, el cirujano retirará uno o dos puntos de la córnea, ya sea con una pequeña cuchilla afilada, o con láser. A veces, cuando no molestan en absoluto al paciente, se dejan algunos de ellos en su sitio.

Un mes después de la intervención en el primer ojo, se puede operar el segundo.

Sólo unos dos o tres meses después de la primera intervención, el médico puede determinar el tipo de gafas o lentes definitivas.

Cirugía refractiva propiamente dicha

La cirugía refractiva está dirigida a un pequeño grupo de personas que no toleran ni las lentes ni las gafas. Se remonta, en principio, a principios del siglo XX. Desde 1970, ha progresado rápidamente. Sviatoslav Fiodorov es director general del Centro de Microcirugía del Ojo en Moscú. Ha desarrollado una técnica quirúrgica en cadena de queratotomía radial.

El objetivo declarado del «mago que devuelve la luz»: liberar a la humanidad de las gafas.

¿En qué casos de miopía puede garantizar el éxito total de la operación?

«Los casos en los que se consigue restablecer completamente la vista de pacientes que llevan gafas de 8, 10 o incluso 14 dioptrías ya no son infrecuentes. En el caso de una miopía leve (de -1 a -3), el 98 % de los operados tienen una agudeza visual de 6 a 10/10 y no llevan gafas. Este índice es del 92 % para el grupo de pacientes con miopía de - 3 a - 6 y del 69 % para aquellos con - 6 a - 12».

¿Y el 31 % restante?
«Su visión ha mejorado notablemente, pero no ha alcanzado los 6/10, por lo que algunos pacientes siguen llevando gafas, aunque mucho más débiles».

En Francia, la opinión de los círculos médicos es bastante diferente. El profesor Laurent Laroche, del hospital Saint-Antoine, explica:

«En Europa, consideramos que cada intervención se dirige a una persona concreta y que el cirujano debe asumir toda la responsabilidad. Esta responsabilidad no puede diluirse en todo un equipo en el que cada miembro realiza una parte de la intervención quirúrgica.

La cirugía en cadena no nos parece muy adecuada para la ética médica que prevalece en Francia (ni, por cierto, para las necesidades de la población). Además, la relación médico-paciente, tan importante en cualquier circunstancia, se considera en nuestro país como un "coloquio singular". No creo que la cirugía en cadena pueda preservarla».

¿Podremos algún día «deshacernos de las gafas y las lentillas», como dice Fiodorov?
«No es posible, y los pacientes candidatos a la cirugía refractiva deben esperar una selección. La cirugía refractiva permite resolver ciertos problemas de correc-

ción específicos en personas que no pueden beneficiarse de las gafas o las lentes de contacto».

Queratotomía radial

INDICACIONES

La queratotomía radial (QR) ya casi no se utiliza en la actualidad. Permite tratar la miopía de -2 a -6 dioptrías (es decir, corregibles con lentes divergentes de -2 a -6).

INTERVENCIÓN

Respetando el centro de la córnea, el cirujano realiza incisiones radiales que afectan a casi todo el grosor de la córnea. Estas incisiones provocan un aplanamiento del centro de la córnea, un aumento de su radio de curvatura y, por lo tanto, una disminución de su potencia. La intervención se realiza con anestesia local. Dura aproximadamente un cuarto de hora, durante el cual el paciente está expuesto a una luz intensa.

RESULTADOS

La intervención puede realizarse de forma ambulatoria, y el paciente sale con un vendaje el mismo día. Al día siguiente, el cirujano retira el vendaje y examina el ojo.

SECUELAS

Es importante saber que la agudeza visual sin gafas ni lentes después de la intervención sólo puede alcanzar, en el mejor de los casos, el nivel de agudeza visual preoperatoria corregida con gafas o lentillas. Pueden producirse algunas complicaciones: deslumbramientos nocturnos, fluctuaciones de la visión. Puede ser necesario llevar lentillas o gafas de menor graduación después de la operación.

Queratomileusis

La queratomileusis (QM) permite intervenir en casos de miopía alta e hipermetropía. La queratomileusis (de *miléos:* escultura) consiste en modificar el grosor o el radio de curvatura de la córnea.

Indicaciones

La QM permite corregir miopías de -6 a -18 e hipermetropías de +5 a +12.

Intervención

La intervención se realiza generalmente bajo anestesia general, pero también puede realizarse con anestesia local. Consiste en extraer un disco central «raspando» la córnea con un microquerátomo. De este modo, se extrae un disco de caras paralelas, cuya potencia óptica es nula. El disco se recorta en forma de lente de caras convexas o cóncavas (según el tipo de defecto óptico que se desee corregir), y luego se coloca sobre la córnea y se mantiene mediante una sutura.

La técnica inicial de Barraquer utilizaba el frío, que congela el disco corneal y lo endurece. De este modo, se podía cortar adecuadamente. El doctor Lorg Krumeich, de Bochum, cerca de Düsseldorf, ha desarrollado una técnica de aspiración y fijación que no utiliza el frío y, por lo tanto, no daña la córnea.

Resultados

Un día después de la operación, el cirujano retira el vendaje, mide la agudeza visual y examina el ojo.

Queratectomía fotorrefractiva (o PRK)

La PRK utiliza, al igual que el Lasik, un láser «frío» llamado «Excímer», un neologismo formado a partir de dos palabras inglesas: *excited* (excitado) y *dimer* (molécula). Una mezcla de flúor y argón, correctamente «excitada», emite una radiación cuya longitud de onda es cercana a la del ultravioleta. Esta radiación es fría y transforma en vapor las capas superficiales de la córnea con un espesor determinado, calculado con una precisión de un cuarto de micra. Todo ello sin quemar los tejidos. El láser Excímer es una herramienta que permite remodelar la córnea, adelgazándola en su centro o al contrario.

Pequeño inconveniente: el láser excímero no puede actuar sobre la córnea si no se retira previamente la capa de células que la recubre, el epitelio.

La PRK es especialmente adecuada para miopías leves y moderadas y corrige los astigmatismos asociados. También es útil en casos de hipermetropía moderada.

Se instilan unas gotas de colirio anestésico y se mantienen los párpados abiertos con un separador. Con ayuda de una espátula o una pequeña esponja impregnada en alcohol, el cirujano retira el epitelio.

A continuación, el paciente debe fijar la vista en una mira de color rojo o verde situada en la base del microscopio. Se enciende el láser. Su acción es totalmente indolora. A veces se activa un rastreador, un sistema que permite seguir todos los movimientos del ojo. De hecho, la mira puede volverse borrosa y el paciente, bajo el impacto de la emoción, puede mover el ojo. El cirujano también puede levantar el pie e interrumpir temporalmente la acción del láser antes de tranquilizar al paciente y volver a centrar la córnea.

Al final de la intervención, que sólo afecta a un ojo cada vez, el cirujano coloca una lentilla-apósito sin potencia óptica.

Ésta, combinada con colirios antibióticos y cicatrizantes, permite esperar la mejora de la agudeza visual con el máximo confort. Durante tres días, la visión es borrosa. Sólo mejora cuando la córnea vuelve a estar cubierta por el epitelio. Éste se regenera a partir del limbo (periferia) y cubre poco a poco la córnea.

Al cabo de unos tres días, se retira la lentilla-apósito. La visión aún no es perfecta en ese momento, pero sigue mejorando durante las dos o tres semanas siguientes, e incluso después.

Los analgésicos permiten garantizar cierto confort al paciente. El dolor se produce entre doce y dieciséis horas más tarde. También hay que prever una sensación de arena en los ojos y deslumbramiento. Es mejor tomarse dos o tres días de reposo relativo después de la intervención.

Son necesarias varias visitas de control. El cirujano dosifica y modifica su prescripción inicial en función del posible dolor, del grado de inflamación y la rapidez de la cicatrización.

La intervención en el otro ojo se aplaza entre una y dos semanas y, mientras tanto, la gran diferencia de visión entre el ojo operado y el que no lo está puede provocar dificultades para ver con los dos ojos al mismo tiempo. Son posibles los dolores de cabeza, los mareos, las molestias al leer.

Hay que saber que la PRK aplicada a la miopía provoca una sobrecorrección transitoria o hipermetropía. El miope tiene dificultades para leer, lo que le resulta molesto, ya que desde su nacimiento ha tenido una vista excelente, incluso mejor que la de una persona normal. Una vez obtenida la cicatrización definitiva (lo que puede llevar de dos a tres meses), el fenotipo desaparece.

La PRK es una operación muy segura: las complicaciones son poco frecuentes y, en la mayoría de los casos, sin consecuencias (volveremos sobre este tema al hablar del Lasik). Entre ellas se destaca la opacidad inflamatoria subepitelial.

El riesgo aumenta cuanto mayor es el defecto visual corregido. Este velo, que sólo es visible con la ayuda de la lámpara de hendidura del oftalmólogo, y no a simple vista, provoca una disminución de la agudeza visual, en comparación con el resultado inicial, que suele ser moderada. Es un riesgo que hay que aceptar sabiendo que la instilación de un colirio corticoide suele producir una mejoría, incluso mucho tiempo después de la intervención.

Lasik

Más reciente, el Lasik presenta la ventaja de provocar menos cicatrices que la PRK. Las miopías corregidas pueden ser más importantes, ya que la profundidad de la ablación corneal también es mayor.

La intervención consiste en realizar un corte corneal antes del láser. Un microquerátomo, instrumento automatizado, se fija alrededor de la córnea mediante una silla de montar y realiza un corte circular de la lámina de la córnea de entre 160 y 180 µ de espesor, cuyas caras son paralelas y, por lo tanto, su potencia óptica es nula, como la de un cristal.

El corte no es total y se deja una bisagra en la parte superior.

Tras el corte, se retira el anillo de succión que sostiene el riel del microquerátomo y la cubierta corneana se inclina hacia atrás, doblándose hacia fuera.

A continuación, se aplica el láser excímero como se ha descrito anteriormente.

La lámina se vuelve a colocar y se lava por ambos lados para eliminar los restos celulares y las secreciones grasas. No se realizan suturas, ya que provocarían astigmatismo. El capuchón cicatrizará poco a poco.

En la práctica, la córnea se desinfecta como en una PRK. Se coloca un campo quirúrgico con especial cuidado para evitar que las pestañas se enganchen en los delicados engranajes del microquerátomo.

El anillo de succión se coloca firmemente sobre la córnea y se fija por succión. A partir de ese momento, el paciente ya no percibe la mira de referencia y su pupila se dilata.

El microquerátomo se coloca sobre su ojo, interrumpiendo totalmente el paso de la luz para el paciente.

El querátomo se pone en marcha con una vibración horizontal de una minúscula cuchilla de un solo uso y luego vuelve a su punto de partida. El grosor de la lámina se calibra con una precisión de micras. Ésta se inclina gracias a una espátula montada en una jeringa.

La córnea se seca con pequeñas esponjas.

A continuación, se realiza el láser Excímer como para la PRK. Se vuelve a colocar la capa comatosa con mucha precisión, alisándola bien con una esponja para eliminar el suero de la superfície.

No se coloca ninguna lentilla, sino que se instila una gota de antibiótico.

El Lasik permite operar ambos ojos en una sola sesión.

No se produce ningún dolor importante, ya que la zona epitelial permanece intacta. Si se desgarra en algunos puntos, aparece un dolor similar al de un grano de arena en las siguientes horas.

El tratamiento siempre requiere colirio corticoide, a veces lágrimas artificiales y, con bastante frecuencia, un cicatrizante a base de vitamina A. Está estrictamente prohibido frotarse o tocarse los ojos durante al menos veinticuatro horas, y es preferible que el paciente tampoco lo haga durante las dos semanas siguientes. La córnea tardará seis meses en recuperar su solidez inicial.

La visión seguirá siendo borrosa durante doce horas, el ojo estará rojo y notará una sensación de pinchazos extraños.

- *Los efectos secundarios más frecuentes son:*
1. Una disminución de la agudeza visual al tercer y cuarto día, relacionada con una inflamación diferida durante aproximadamente una semana, tras lo cual ésta remite y mejora definitivamente.
2. Percepción de halos alrededor de los faros de luz por la noche durante varios meses.
3. Sequedad ocular, muy frecuente, que dura meses y puede afectar transitoriamente a la agudeza visual.
4. Una descompensación de una insuficiencia de convergencia preexistente, con cefaleas y molestias al leer, que se resuelve poco a poco con la ayuda de una reeducación ortóptica.

- *¿Qué complicaciones pueden surgir?*
1. Un bloqueo de la cuchilla del microquerátomo que, en ocasiones, obliga a abandonar la intervención en uno de los dos ojos.

2. Un corte irregular de la capa, un descentramiento del láser, una capa mal reposicionada, todos ellos factores que pueden provocar astigmatismo.
3. Invasión de la interfaz por células procedentes del epitelio.
4. Una infección, grave pero muy poco frecuente.

Estos incidentes son bastante poco frecuentes y cada vez menos frecuentes gracias a la rápida mejora del material y las técnicas.

El riesgo cero no existe.

Los artículos que se publican sobre el Lasik demuestran la excelencia de los resultados para miopías de hasta -6. De -6 a -10, los resultados siguen siendo buenos. Por encima de ese valor, es necesario examinar cada caso en particular: todo depende del grosor corneal evaluado mediante paquimetría. Esta prueba se realiza generalmente al mismo tiempo que la topografía corneal, cuyo objetivo es detectar el queratocono.

En la mayoría de los casos, es posible alcanzar una visión útil. A veces es necesario un «retoque». La intervención es entonces más sencilla, ya que la capa corneal se vuelve a dividir sin necesidad de utilizar el microquerátomo.

- *¿Quién puede operarse?*
El defecto visual debe estar estabilizado. Es raro que se pueda operar antes de los veinte años. Los niños nunca se operan. El hecho de ver bien sólo con un ojo (ambliopía marcada), el queratocono y ciertas enfermedades

oculares son contraindicaciones para la cirugía refractiva. También es mejor evitar el período de embarazo y los tres meses posteriores, momento en el que el defecto visual puede, además, evolucionar.

La persona que desee operarse debe verdaderamente querer operarse. Debe comprender que es imposible obtener una fiabilidad del 100 %. Las personas présbitas deben aceptar llevar gafas para ver de cerca. Por último, hay que saber que la cirugía refractiva no ofrece mejores resultados en términos de agudeza visual que los medios de corrección. Tomemos el caso de este astigmático unilateral que siempre se ha negado a llevar gafas en la escuela. Hoy en día, tiene una agudeza visual de 5/10 después de la corrección. ¿Cuál será su agudeza visual después de la cirugía? ¡5/10 en el mejor de los casos!

Antes de la intervención, se le pedirá al paciente que firme una hoja informativa. Esta hoja no es una exención de responsabilidad. Su objetivo es certificar de manera incontestable que el paciente ha sido informado por escrito de todos los riesgos, incluso los excepcionales. En resumen, que el consentimiento ha sido informado y que el plazo de reflexión ha sido suficiente. La firma de este documento redunda incluso en interés del paciente, ya que, sin ella, el cirujano correría el riesgo de no estar protegido por su seguro de responsabilidad civil profesional.

Por último, el paciente debe ser consciente de que podrá llevar gafas o lentes si la corrección del defecto visual no es total. Este resultado, algo decepcionante para el cirujano, es sin embargo considerado positivo por los pacientes que han llevado durante años gafas pesadas y gruesas y agradecen volver a una corrección modesta, que ya no supone una discapacidad desde su punto de vista.

Antes de la cirugía, se le ofrece al paciente un examen clínico completo y una topografía corneal.

Para que ésta sea fiable, el paciente debe quitarse las lentes varios días antes si son blandas.

Este plazo se alarga aún más si las lentes son flexibles. La topografía corneal es una especie de mapa corneal con medición del poder refractivo punto por punto y medición del grosor de la córnea.

Intralase

El Intralase, que se utiliza en Francia desde 2004, es el último refinamiento del Lasik. Un láser, cuya frecuencia se sitúa en el infrarrojo, que sustituye al microquerátomo.

Provoca la aparición de microcavidades en el plano de corte. Cuando éstas se unen, se crea un plano de clivaje virtual. De nuevo se coloca un anillo de succión y, a continuación, se baja un cono de aplanamiento hasta entrar en contacto con la córnea para aplanarla antes del corte.

El Intralase aporta una seguridad aún mayor: centrado perfecto, disminución de la inflamación postoperatoria, capuchón más estable (ya que sus bordes son verticales) y más fino (120 a 140 μ), lo cual permite operar miopías más fuertes.

Otras técnicas

Las mencionamos sólo a título informativo.

El implante negativo

Está reservado para miopías muy fuertes y no corrige el astigmatismo asociado. El implante se coloca delante del cristalino bajo anestesia general o local. Se trata de una cirugía clásica que requiere un día de hospitalización. En general, es necesario llevar una lente de contacto en el ojo que aún no ha sido operado. El cristalino que permanece en su lugar sigue siendo capaz de enfocar de cerca. Posibles complicaciones: el implante puede dañar la córnea por contacto y la pupila puede deformarse.

La extirpación del cristalino opaco

Se trata de una operación de cataratas con la diferencia de que el cristalino no es opaco. Si se trata de una persona mayor muy miope, las cataratas se convierten en el motivo principal de la intervención, que permite eliminar o reducir la miopía.

El caso de la hipermetropía

Hasta ahora sólo hemos hablado de los miopes, que son, con diferencia, los que más se operan. El hipermétrope ve borroso tanto de lejos como de cerca. Desde su infancia, está acostumbrado a dar más importancia a las generalidades que a los detalles. Por lo tanto, está menos motivado por una intervención, pero más conciliador en lo que respecta al resultado.

Las hipermetropías elevadas son difíciles de corregir con Lasik. De hecho, no se trata de excavar una concavidad, sino de «levantar una montaña», colocando un anillo que englobe el centro óptico.

Además, la hipermetropía se compensa en parte mediante un esfuerzo de acomodación del cristalino. El cirujano, que sabe que esta acomodación es permanente en las personas hipermétropes, se basa en las cifras de la refracción subjetiva. El resultado inmediato suele ser excelente, pero con la edad y la pérdida de la capacidad de acomodación del cristalino, la hipermetropía da la impresión de reaparecer.

El caso del astigmatismo

Hace diez años, los programas informáticos no permitían reducir el astigmatismo con Lasik. Hoy en día existen y pueden corregirse, incluso los casos graves, mediante un procedimiento un poco más complejo.

Cuidado aquí con el queratocono, una enfermedad genética que se disfraza de astigmatismo irregular y progresivo, para la cual está contraindicado el recurso a la cirugía refractiva.

El caso de la presbicia

La presbicia es un defecto de acomodación normal y constante después de los cuarenta años. Es el resultado del envejecimiento del cristalino y, por lo tanto, no puede corregirse modificando la curvatura corneal. Los protocolos propuestos para corregir la presbicia mediante Lasik han resultado bastante decepcionantes. Sin embargo, en el caso de los miopes mayores de cuarenta años, la subcorrección deliberada de la miopía en el ojo dominado (el ojo dominante es el preferido por el cerebro) permite paliar la presbicia en las circunstancias de la vida cotidiana: leer un texto breve, consultar una obra.

Esta técnica, denominada «monovisión», se asemeja a la «visión combinada», utilizado desde hace mucho tiempo en personas miopes présbitas que usan lentes de contacto. Las personas que prefieran tener una visión perfectamente nítida de lejos deben comunicárselo a su cirujano, pero deberán llevar gafas de aumento para leer, una situación que las personas emétropes (con una visión perfecta de lejos) conocen de todos modos a partir de los cuarenta años.

Se están llevando a cabo trabajos experimentales que, a largo plazo, permitirán corregir este cuarto y último defecto, garantizando así la desaparición total de las gafas para casi todas las personas que lo deseen.

Se trata de una auténtica revolución quirúrgica que ha sido posible gracias al efecto combinado del láser Excímer, el microquerátomo y la informática.

Índice